人生を変える幸せの腰痛学校

心をワクワクさせると
カラダの痛みは消える

伊藤かよこ

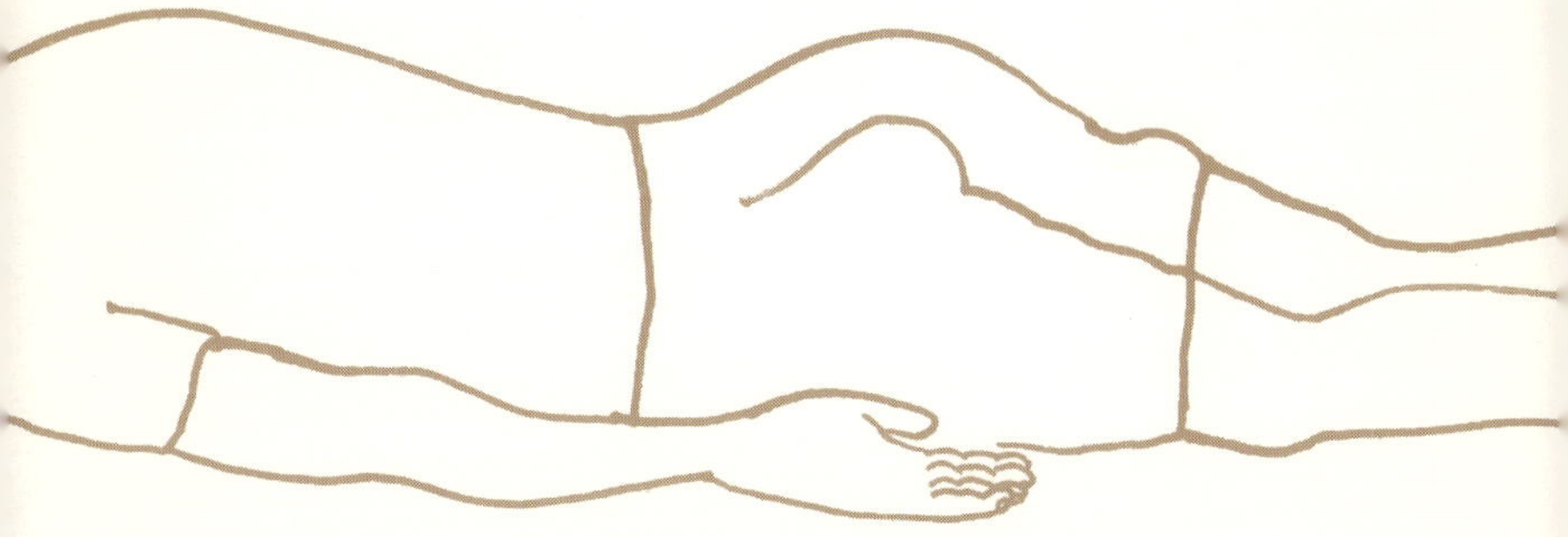

プレジデント社

もしもあなたの腰痛があなたの腰のせいではなかったら？

――まえがきにかえて

本書を開いてくださりありがとうございます。

この本は、たとえばこんな人に読んでほしいという想いを込めて書かれた、ちょっと変わった小説です。

一、原因がはっきりしない腰痛に悩んでいる人
一、さまざまな治療法を試してみたものの、結局は痛みがなくならない人
一、現在痛みはおさまっているが、つねに痛みの再発を恐れながら生活している人
一、なかなかよくならない腰痛のせいで「人生損してるな…」と感じることがある人
一、腰痛改善の本をたくさん読んだけれど、まだ〝この一冊〟に出会っていない人
一、自分は「人にくらべて病気がちで身体が弱い」と思っている人

とはいえ、おそらくあなたは今、少し戸惑いを感じているのではないでしょうか。腰痛を治

してくれる本だと思って手に取ったものの、なにかヘンだなぁと。「人生を変える」とか、「幸せ」だとか、「学校」とか、いったい腰痛がよくなることとどう関係するのかと。それに、腰痛の本なのに「なぜ小説？」なのかと。

その通りです。あなたの直感は当たっています。

この本が、従来の腰痛を治す実用書にくらべるとかなりへんであることは否定しません。なぜなら、「○○したら治る」「○○するだけで痛みが消える」といった具体的で即効性がある（ように一見思える）治療法は一切書かれていないからです。

でもご安心ください。

この本は、確かに腰痛の改善を目的として書かれたものです。

そしてこの本『人生を変える幸せの腰痛学校』は、今や世界の最先端の腰痛治療の現場で行われ、実際に驚くべき成果を上げている「認知行動療法」のプログラムに基づいて描かれたものです。

つまり、登場人物など物語上の設定はフィクションですが、腰痛に関する記述（知識・情報）はすべて科学的に立証されている最新の事実に拠るものです。

この十数年、私たちの知らないうちに、世界における腰痛治療の常識は大きく塗りかえられました。今や欧米などの最先端の治療現場で行われていることは、たった二つのことだけです。

①痛みの原因とメカニズムを正しく理解すること
②適度に身体を動かすこと

そこでは、手術も、クスリも、コルセットも必要とされません。

「痛みを抑えるために腰をどう動かすか」などといった指導も、腰痛体操も行われません。

「痛みがあるときは安静にする」という考え方ももはや過去の〝間違った常識〟でしかありません。

「原因がよくわからない慢性的な痛み」は、どんな名医や有名な専門家でも治せません。

痛みの原因は、あなたの「腰が悪い」せいでも、「身体が弱い」せいでもありません。

痛みをなくす最も効果的で安全な方法は、あなた自身が腰痛の正しい知識を身につけることです。

そして、これらはすべて医学や脳科学によって証明されているたしかな事実です。


しかし残念ながら、このような世界の常識が日本ではまだまだ一般的に知られていないのが現状です。それはなぜなのか？　日本と海外の医療保険制度の違いなど理由はいくつかありますが、誤解を恐れずに言えば、日本における〝腰痛マーケット〟は想像以上に巨大で、治療に高いお金をかけることなく〝自分の力〟で治ってしまっては困る人たちがたくさんいるからなのではないでしょうか。

ご存知のように書店の健康本のコーナーには、タイトルを見ただけで飛びつきたくなる魔法のような本がこれでもかと山積みされています。

『絶対！』『1分で！』『〇万人を治した！』……。簡単で、誰にでもできそうで、すぐに効果が得られそう——そんな奇跡のような新刊書が毎月、毎年、何十年にわたって次々と出版され続けています。またインターネットで「腰痛」「治療」と検索すれば、今まで何千人、何万人という人々を治癒させたと胸を張る〝カリスマ指導者〟が日本にはたくさんいることがわかります。

しかしそんな熱を帯びた状況が続いているにもかかわらず、日本で腰痛に悩む人が一向に減らないのはなぜなのでしょうか……。

本書の著者、伊藤さんと初めてお会いした時に、はっきりとこう言われました。

「頭痛持ちの人は、自分のことを『頭が悪い』とは言いませんよね。でも、腰痛をかかえている人は、よく『腰が悪い』って言いますよね。その腰が悪いという思い込みが腰痛をつくるんです」

この物語は、腰痛に対するあなたの思い込みや誤解を解き放ち、脳に刻まれた古くて間違った知識や考えを最新の科学的研究に基づいた正しい情報に置き換えることを目的として書かれました。そしてそれこそが、あなたが長い間別れたくても別れられなかった腰痛から覚醒するための最短の方法なのです。

これまでずっと自分が信じてきたことを手放すのは簡単なことではありません。しかし、あなたの心が、脳が、これまで思いもよらなかった真実と出会った時、あなたの腰が、身体が、おのずとどんなふうに変わるのか知りたいとは思いませんか？

この本があなたの人生をシフトする〝スイッチ〟になることを願っています。

編集者　藤代勇人

＊ご注意……腰痛の中にはごくまれに緊急の処置を必要とする重篤な疾患、または内臓疾患や感染症のサインが含まれていることがあります。疑わしい場合には医師の診断を受けられることをお勧めします。本書はそれらの疾患を除外した大部分の腰痛を対象として書かれたものです。

人生を変える幸せの腰痛学校

目次

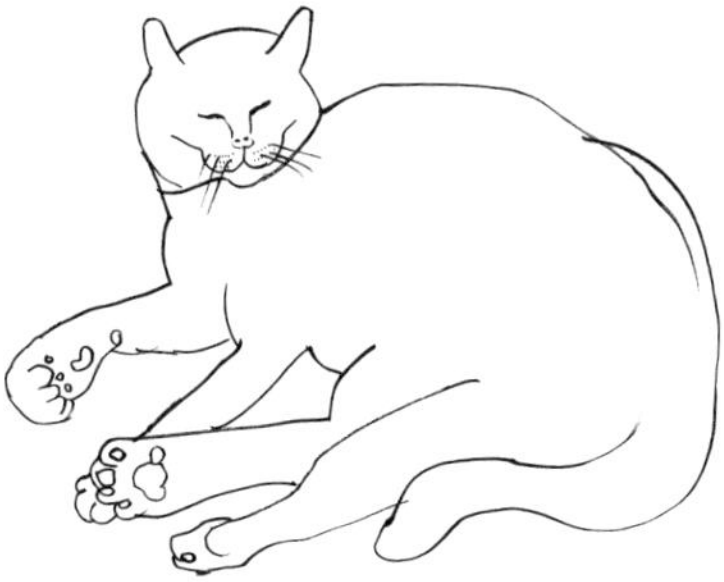

私の腰痛物語……24

3週目 痛みをコントロールする方法

5週目 共に生きる大切な仲間

ここでしか教えられない特別な治療法……176

【主な登場人物】

神崎由衣（私）……29歳／女性／無職／独身

社会人５年目に「椎間板ヘルニアによる腰下肢痛」の診断を受け、多くの病院や治療院でさまざまな治療を受けるも改善せず退職。三度目の入院となった大学病院の医師の紹介で『慢性腰痛改善プログラム』に参加することに。実家で両親と同居。

佐野先生……55歳／男性／整形外科医

大学病院での腰痛治療に疑問を持ち、海外で最先端の慢性疼痛治療を学ぶ。帰国後「佐野整形外科 痛みのクリニック」を開業。休診日に『慢性腰痛改善プログラム』を行っている。

〔プログラム参加者／神崎の仲間〕

上杉……65歳／男性／無職／独身（離婚歴あり）

２０年来の腰痛持ち。定年退職後母の介護で腰痛が悪化。『脊柱管狭窄症』との診断で二度の手術を経験。自分にも他人にも厳しい完璧主義者。

理島……40歳／男性／会社員（システムエンジニア）／既婚

３か月前にギックリ腰を患い、激痛が数日間続いたために入院。痛みがなくなった後も再発を恐れ常に腰に注意を向けながらの生活を強いられる。妻と息子２人の４人家族。

熊澤……33歳／男性／アルバイト／独身

小学生の時に「腰椎分離症」を経験。高校からレスリングを始めオリンピックを目指していたが、「椎間板ヘルニア」の診断を受け引退。現在は手術を検討中。

立花……58歳／女性／主婦（夫と２人暮らし）

若い時から慢性的な腰痛持ち。１年前に「加齢による腰椎の変形と不安定性」という診断で手術を受ける。夫が腰痛治療に協力的でさまざまな代替医療を経験している。

小鹿……38歳／女性／主婦（夫と３歳の娘の３人家族）

出産をきっかけに腰痛を発症。病院の検査では異常が見つからず、心因性の可能性を指摘され心療内科にも通院中。腰痛のため普段の生活の大部分を近所に住む実母に頼っている。

〔その他〕

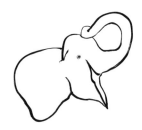

篠原……女性／理学療法士

『慢性腰痛改善プログラム』第１期生。

今井先生……男性／整形外科医

主人公・神崎の大学病院での主治医。

人生を変える幸せの腰痛学校

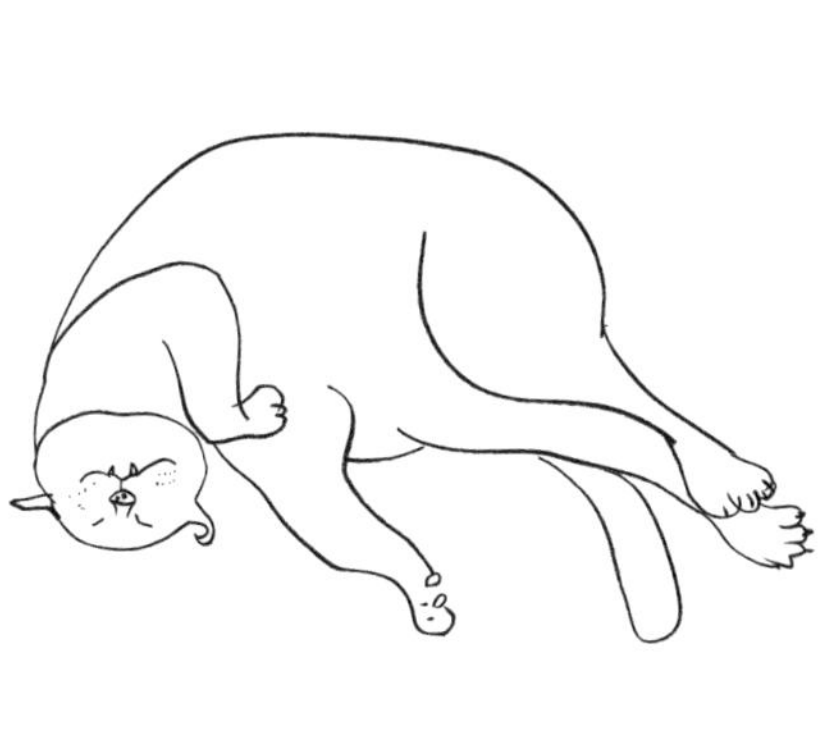

プロローグ――真夏の昼の悪夢

八月の暑さをなめていた――。

私は駅前からタクシーに乗らなかったことを後悔し始めていた。

お盆明けの平日午後一時。炎天下の中を私はベビーカーを押しながら自宅に急いでいた。アスファルトの路上の気温はゆうに三十五度を超えているだろう。

ベビーカーに乗る生後八か月になる息子の体調が気になる。ぐずりはじめる前に一刻も早く帰らなければ。私は焦る気持ちをおさえながら、

「はいはい、暑いね～、もうちょっとだからね。あと十分でお家に着くからね～」

と語りかけながらベビーカーをのぞき込もうと腰をかがめた瞬間のことだった。

「ズキッ――――！」

腰から左の太腿、足首にかけて鋭い痛みがつらぬき、思わず私はうめき声を上げた。

――え～、うそでしょう？　こんな時にまさかのギックリ腰？　よりによってココで？　しばらく日陰はないし、人通りもない時間だよ。タクシーだって通りそうにない。もし、このまま動けなくなったら？　この子が泣き出したら？　暑さと脱水で熱中症になってしまう！　ど

うしよう　どうしよう、どうしよう……。

頭がパニックになりかけたその時、不意に胸の奥から懐かしい声が聞こえてきた。

「まずは落ち着きましょう」

「深呼吸してみましょうか？　ゆっくりと長く息を吐きます」

「目の前の一歩だけに集中するのです」

「いまの神崎さんなら大丈夫です」……

そうだ。いまの私は〝**大丈夫**〟ということを知っている。あの日だってそうだった。あの時にくらべたら今日はなんてことはない。あと五〇〇メートル歩けば家に着く。エアコンの効いた部屋で休める。私はそう自分に言い聞かせ、まずは一歩、足を前に出してみようと試みる。ゆっくり体重を乗せながらその重みを感じてみる。

「う、うっ……」

再び小さくギクリと腰がうずき、また思わず声がもれる。いや、大丈夫、大丈夫。私はさらに自分に言い聞かせる。今はとにかく意識を足の裏に集中させること。ゆっくり、ゆっくり。ほらまた一歩踏み出せた。そう、次の一歩も慎重に。息子の泣き声も聞こえない。一歩、また一歩。そう、その調子！　大丈夫、私はできる……。

こうしていつもなら十分かからない道のりを、汗だくになりながら四十分かかって自宅にたどり着いた。家に着く頃には、まだ痛みはあるものの普通のペースで歩けるまでに回復していた。ぐずりかけた息子がいつの間にか眠ってくれていたのも不幸中の幸いだった。

久しぶりのギックリ腰に最初は戸惑ったが、すぐに落ち着いて対処することができた。佐野先生に教わったことは、今でもちゃんと私の中に生きている。

五年前、私は人生のどん底にいた。なにをどうしても一向によくならない腰痛のために、未来のすべてを失ったかのように感じていた。そんな私に勇気と自信を取り戻させてくれたのが佐野先生とあの時出会った仲間たちだった。

私は、自分の人生を大きく変えてくれた「幸せの腰痛学校」での八週間の日々を懐かしく思い返していた。

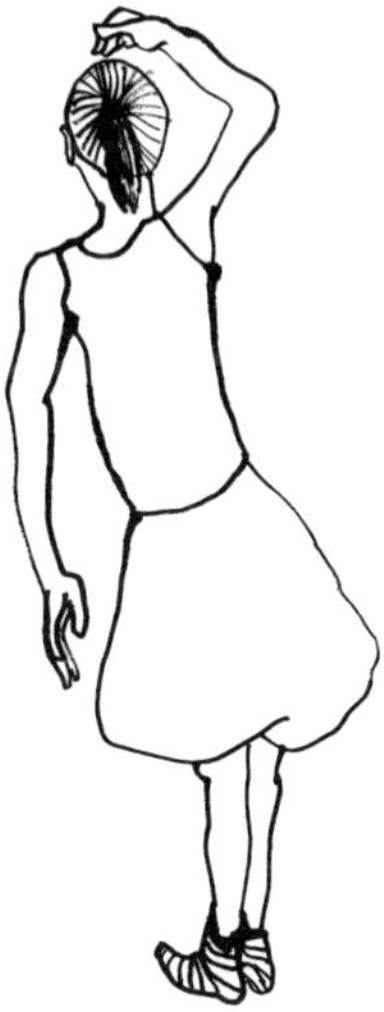

私の腰痛物語

腰痛の始まり

私が生まれて初めて腰に痛みを感じたのは高校二年の時だったと思う。父に近所の鍼灸治療院に連れて行かれたうっすらとした記憶があるだけだから、きっとすぐに治ったに違いない。

腰痛との闘いの日々が始まったのは、社会人になって五年目の冬、二十七歳の時だった。当時求人広告出版社で広告営業をしていた私は、仕事もプライベートも充実した毎日を送っていた。

そんなある日、お尻に筋肉痛のような感覚があることに気づいた。最初はさして気にしなかったものの、会社の同僚たちから「歩き方がおかしいよ」となん度か指摘され、ほんの軽い気持ちで昼休みに会社の近くにあった整形外科を受診することにした。

今から思うと、この時が私の腰痛患者としての人生の始まりだった。


「椎間板ヘルニアでしょう」

整形外科医の先生は私のレントゲン写真をじっと見つめたままだ。

「ここ、腰椎の四番と五番の間が狭くなっていますね。この間にある椎間板が押し出されて神経を圧迫しています。お尻が痛いのはそれが原因です」

この時感じた違和感を今でもはっきりと覚えている。

——私が痛いのはお尻なのに、腰が原因だって？　腰なんてまったく痛くないのに？

お尻の痛みは指でここだとはっきり示せるくらいピンポイントで、奥になにか腫瘍《しゅよう》でもあるのかと心配していた。しかし先生は痛い部分を触ることもなく、私の顔を見ることもなく、ただ画像を見ながら一方的に説明を続けた。

「私が痛いのはお尻なんですけど……」

納得できない私はそうなん度か訴えたが、

「それは腰から来ている」

と相手にされない。

——腰は痛くないのに腰が悪い。そして普通の腰痛ではなく、より重症な椎間板ヘルニアだったとは……。

「お薬を飲んで、あとはリハビリに通ってください」

先生は最後まで私の顔を見ることなく、診察はあっという間に終わった。

「それ、重そうだね」

診察室を出る時、私が持っている営業カバンを見て先生がポツリと言った。

「重いものはヘルニアに一番悪いから。できるだけ持たないようにね」

「……!?」

見本誌が数冊入ったカバンは私の大切な仕事道具だ。持たないようにと言われても困ってしまう（その時から私はカバンを持つたびに「ああ腰に悪いことをしている」と思い込み続けることになった）。週に三回の牽引や低周波の治療で貴重な昼休みがつぶれるのは嫌だったが、まあ腰を治すためには仕方がない。そう自分に言い聞かせた。

営業所に戻り、〝椎間板ヘルニア〟と診断されたと報告すると、上司や先輩がよい治療院を知っていると口々に教えてくれた。身近にこんなにも腰痛経験者がいるとは意外だった。

帰宅後、椎間板ヘルニアについてインターネットで検索してみると、さまざまな治療法、詳しい手術の説明や体験談など、数え切れないほどの情報が見つかった。中には「足先まで痛くて、あまりの痛みで足を切断してほしいと思った」という感想まであって恐ろしくなった。

——これは絶対に悪化させてはいけない、大変なことになってしまった！

私はあらためて腰痛の恐さを知るとともに、きちんと治さなければと肝に銘じた。

——それにしても、いったいなにが悪かったのだろう？　そういえば、数か月前にパラグライダーの体験をして着地する時に腰を打ったことがあった。あの時ヘルニアが飛び出してしまったのだろうか？　それともやはり毎日の重いカバンが原因？　運動不足や私が猫背で姿勢が悪いのも影響したのだろうか……。

それからは整形外科でのリハビリを続けながら、上司、先輩が紹介してくれた他の整形外科、鍼灸、整体、接骨院、カイロプラクティックと、あらゆる可能性を試してみた。その間、お尻の痛みは日によって良くなったり悪くなったりを繰り返し完全に消えることはなかった。

そうして一年半が過ぎた——。

体力の限界

入社七年目の二十八歳。新卒入社の後輩を一人受け持つことになった。電話対応に始まり、毎日朝から夜まで営業同行し、つきっきりで一からすべてを教える。週に二日は終電帰りでたまに休日出勤もある忙しさの中、後輩の指導が加わったことで私は体力の限界を感じていたから、三か月の研修期間が過ぎ、彼女が独り立ちした時は心底ほっとした。

しかし、間もなく彼女は体調を崩しがちになり、一日、二日と欠勤が増えていった。当然彼女の欠勤分はすべて私がフォローしなければならなかった。

ある日、彼女の母親が上司と面談をしているのを目撃して嫌な予感がした。案の定、その直後に上司から彼女がうつ病でしばらく休職すると告げられた。

――えっ、なにそれ!?

私は彼女がつい最近まで友達と飲みに行ったり、ディズニーランドに出掛けたりしているのを知っていて、欠勤するくらい体調が悪いのなら遊びに行かずに家で休めばいいのにと苦々しく思っていた。

営業には目標があり、つねに数字に追われている。このプレッシャーから逃げ出したいと思うのはみんな同じだ。つらいのはわかる、わかるけど病気に逃げるの？　あなたは休めばそれで済むけど、その分の負担は誰がかぶると思っているの？　彼女は二度と営業には戻らないだろう。三か月間つきっきりで教えた時間と労力のすべてがムダになった気がして、やり場のない怒りが募った。

激痛から入院へ

それから数日たった朝、顔を洗おうと前かがみになった瞬間のことだった。腰から左足の先にかけて強い電流のようなものが流れた。一瞬、なにが起きたのかわからない。直後に激しい痛みを感じた。まるで焼けた竹串を腰から足につき刺されたような未体験の痛みだった。とても歩ける状態でないことはすぐにわかった。

しかし、その日はどうしても会社を休むわけにはいかなかった。数か月前からなん度も足を運び、ようやくこぎつけた新規大口スポンサーとのアポイントがあったからだ。営業所長と編集チーフのスケジュールが合うのもこの日しかなかった。ふたりに同行してもらい契約を決断してもらう大事な日。「腰が痛くて休みます」なんて言える勇気はなかった。たとえ槍《やり》が降ろうとも今日だけは出勤しなければならない。

私は処方してもらっていた鎮痛剤を倍量飲み、いつも以上にコルセットを強くしめ、決死の形相で駅に向かった。

駅まではなんとかたどり着けた。でも、次の一歩が踏み出せない。そのまま改札横の駅のトイレに入り痛み止めの座薬を入れる。清潔とはほど遠い駅のトイレで、薬が効くのをじっと待った。痛みと不安と情けなさで涙がポロポロこぼれた。そのまましばらく声を押し殺して泣いたあと、私は気力を振り絞って膝を震わせながら立ち上がり、なんとか電車に乗って出社した。そして朝一番のアポイントだけは必死にこなし、無事に契約は取ることができた。それでその日は早退させてもらった。

一人暮らしのアパートにたどり着くと、スーツのままベッドに倒れ込むように横になった。本当の苦しみが始まったのはそれからだった。

仰向けも横向きもあらゆる姿勢が痛い。少しでも楽な体勢を探そうとからだを動かすたびに激痛が腰から足先へと貫く。呼吸をしても響くような尋常ではない痛みに、救急車を呼んだ方がいいのではないかとなん度も思った。しかし、ストレッチャーに乗せられる際の痛みを想像すると恐怖で行動に移せなかった。

こうして痛みで一睡もできないまま夜が明けた。

心の中は罪悪感でいっぱいだった。後輩の欠勤によって私の仕事量は増えていた。そんな後輩の負担を背負った今の私が会社を休むことで他の人にどれだけの迷惑がかかるのか。そのことを想像すると申し訳なくてたまらない。ごめんなさい、ごめんなさい、と心の中で謝り続けた。

——今日は木曜日だ。今日、明日と休めれば、土日だからあと四日は休める。来週の月曜日にはなんとしても出社しなければ。でも、できるのか？　こんな状態で？　本当に？　できなかったら？　どうなる？

頭の中をグルグルと、罪悪感と不安と痛みが駆けめぐる。腰から足先にかけてのこの痛みをなんと説明したらいいのだろう。「足を切断してほしい」という体験談は決しておおげさではないことを私は実感した。

九時になるのを待ち、上司に電話で身体の具合を説明すると意外にもやさしい反応が返ってきた。

——よかった。今週いっぱいは休めることになった。

ほっとしたからか少し痛みが和らいだ気がした。やがて眠気がやってきて、うとうとしてきた。なにもかも忘れてこのままずっと眠っていたい。病院は明日にしよう。明日になればこの痛みもなくなっているかもしれない。

そして翌日の金曜日。目が覚めた私は、身体をじっとさせたまま意識を腰に向けてみる。

——よし、少しずつだけど回復している。

そう思ってはみたものの、少しでも動くとやはり強い痛みが腰から足へと走り、立ちあがるのがやっとだ。とてもひとりで病院に行けるとは思えない。実家は遠方にあるため家族を呼ぶわけにはいかない。電車で三十分ほどの距離に交際している彼はいたけれど、こんなことで彼に迷惑をかけたくはなかった。それは友だちに対しても同じだった。すでに多くの迷惑をかけている私が、これ以上ほかの誰かに迷惑をかけるだなんて考えられなかった。

相当悩んだすえにタクシー会社に電話をして事情を話し、アパートの玄関まで運転手さんに迎えに来てもらった。運転手さんの肩を借りてやっとのことでタクシーに乗り病院に向かう。運転手さんはとてもよい人で、病院の窓口で事情を話してくれ、車いすと看護婦さんを連れてきてくれた。他人のやさしさが心底ありがたかった。

その病院の整形外科の先生に痛みの発症から現在までの経過を説明した。この三日間、ほとんど眠れず、なにも口にできず、ひとりで痛みに耐えていたことを話しながら、子どものように泣きじゃくってしまった。

「それじゃあ入院しますか？」と先生があっさり言った時は、それが天からの救いの言葉に思えた。

――そうだ、入院という手があった！

これでしばらく休めるし、会社の人にも「入院するほど悪いのか、それじゃあ仕方がないな」と思ってもらえるはずだ。

翌日、ＭＲＩ検査の結果が出た――。

「小さなヘルニアがあるけれど、この程度で強い痛みを起こすとは思えないなぁ……」

整形外科の先生はなん度か首をひねったが、「しばらく仕事を休んでみたらいかがですか？」と休職を勧めてくれた。私は電話で上司に事情を話し、一か月間の休職を許された。

――結局、命を削るような思いまでして取った新規の大口スポンサーとの仕事も途中で投げ出すかたちになってしまった……。

そんな自分が情けなくて、恥ずかしくて、この世から消えてしまいたかった。

一週間後、毎日の神経ブロック注射が効いたのか痛みはすっかりおさまり、退院できることになった。病院からその足で職場に謝りに行く。上司、先輩、同僚、後輩、みんなの視線が冷たかった。きっと迷惑をかけられたと怒っているに違いない。

——悪いのは私だ。心から申し訳ないと思っている。それは、そうなんだけど……ついこの間まで同じ営業所の仲間だと、ひとつのチームだと信じて疑わなかった。それなのに、こんなにもあっけなく居場所はなくなるんだ……。

休職があけると営業から内勤に移動になるだろう。私がもうこの営業所に戻ることはない。最後にもう一度、精一杯の謝罪をし、七年間勤めた営業所をあとにした。

休職と復帰

休職中の一か月間は、実家に帰ってのんびりした。痛みはほとんど感じなかった。

——私の腰痛は、単なる過労だったのだろうか？

復職後は残業の少ない内勤に移動になることが決まっている。そこならもう大丈夫。私は少しだけ自信を回復して東京に戻った。

移動先は営業企画部だった。勤務地も変わり、周りは知らない人ばかり。それでもこれまで迷惑をかけたぶん会社に尽くさなければと、私は新しい職場で心機一転働き始めた。ところが——。

それは復帰して一週間も経たない出勤前のことだった。トイレで用を済ませ立ち上がろうとした瞬間、あの悪夢のような痛みがまたしても襲ってきた。

――えっ⁉　まさか……うそでしょう？

あまりのショックで頭が真っ白になった。でも、これだけは自分に言い聞かせる。

――絶対に動いてはならない！

なにがあっても前回と同じ失敗だけは繰り返してはならない。今度は誰にどう思われようと、迷惑をかけようと、とにかく動いてはいけない！

私は躊躇《ちゅうちょ》することなく会社に欠勤の連絡を入れ、そのまま一日様子を見たが、痛みは変わらなかった。仕方がないので翌日タクシーで前と同じ病院へ行き、今度は私から先生に入院をお願いした。

会社にふたたび入院すると連絡を入れた日の夕方、突然病院に人事部長と新しい部署の上司が見舞いにあらわれた。

「からだが一番なんだから、そんなに頑張らないでいいよ」

「女の子だから仕事より大切なことがあるでしょ？　仕事はいつでもできるから」

「仕事のことは一度忘れて、しっかり治した方がいいんじゃないかな」

ふたりともにこやかな笑顔でやさしい口調。でも私には「辞めろ、迷惑だ」と遠回しに言われているようにしか聞こえなかった。しかし、二度目の休職をお願いする勇気はなかったし、もし休職できたとしても、復帰後同じことを繰り返さない自信ももはやなかった。私は自分から「辞めます」と告げた。

ふたりが帰ってから入社以来の七年間を振り返る。内定をもらった時に飛び上がって喜んだこと、同期との楽しい思い出、トップ営業マンとして社内表彰を受けたこと。毎晩遅くまで働いた、休日出勤だってたくさんした。私なりに会社には貢献したつもりだったけど、病気になったらおしまいか……。そうか、そういうものなんだ。

——大事なものがあっけなく消えていく……。

そう思うと、切なくてやるせなくて少し泣けてきた。

退職と三度目の入院

退院後は実家に帰ることになり、彼が引っ越しの荷造りを手伝いに来てくれた。

「しばらく離れ離れになるけど、ちゃんと治してよくなったら東京でいっしょに暮らそう」

彼がそう言って、私たちは固く抱き合った。

——うん、必ず治して戻ってくるから、待っていてね。

荷造り中に大学で専攻していた心理学のノートが出てきた。懐かしいなぁ、とページをめくると、「疾病逃避」という言葉が目にとまった。心がざわざわする。
——そうだ、元はと言えばあの後輩がきっかけだった。後輩のうつ病は「疾病逃避」だと思う。だけど私は違う、私はれっきとした「椎間板ヘルニア」だから。これは腰の病気で心は関係ない。

実家の居心地はあまりよくなかった。心配性の母は、お嫁に行けない、歩き方がおかしい、骨が曲がっている、姿勢が悪い、そもそも東京に行ったのが悪い……と私を嫌な気分にさせ続ける。父は父で、本屋や図書館で本を見繕《みつくろ》ってきては、もっと歩け、体操しろとうるさく言い、頼んでもいないのに新しい治療院を探してくる。

いっぽう私は私で焦っていた。少しでも早く治したい、この居心地の悪い実家から一日でも早く彼の待つ東京に戻りたい。そのためにはなにか治療をしなければ。どこかに魔法のような治療法はないものだろうか？　〝すごい先生〟を今までなん人も紹介してもらった。それで私が学んだことは、ある人にとって〝すごい先生〟や〝すごい治療〟であったとしても、他のだれかにとってはまったく効果がないこともあるということだ。

そうは言ってもなにもしないわけにはいかない。そこで私は、それまで一度も行ったことのない痛みの専門であるペインクリニック（麻酔）科を受診することにした。

この頃は歩けないほどの痛みがあったわけではない。家からそのペインクリニック科のある大学病院までは、電車とバスを乗り継ぎ片道一時間の道のり。これを難なく通っていた。それでも痛みが消えない以上はなにか治療をしなければならないと思い込んでいた。ちゃんと治さないとまた仕事を始めても同じことを繰り返す。きちんと治さないとまたいつあの激痛が襲ってくるかわからない。

私は痛みをゼロにすることにこだわっていた。

少しは期待していたペインクリニック科での治療も今までなん度も経験した神経ブロック注射で、八回ほど通ったが痛みの状態はまったく変わらなかった。ペインクリニック科の先生は首をかしげ、もっと詳しい検査が必要だと整形外科での検査入院を勧めた。そこで私は三度目の入院をすることになった。

入院した翌日に、造影剤を使ったいくつかの造影検査を受けた。その検査の副作用で今まで経験したことのない激しい頭痛と吐き気に襲われ、この時は本気で死ぬかと思った。頭痛と吐き気は一週間以上続き、その症状がおさまるまでの間はただ寝ているだけだった。

——私はいったいなんのために入院しているのだろう？　腰痛を治すために入院しているのに、入院前にはなかった新たな症状を抱えるなんてなにかおかしくないか？

この時初めて私の中にはっきりと医療に対する疑問が芽生えた。

精密検査の結果が出た——。

「小さなヘルニアはあるけれど、これが痛みを起こしているかどうかはわかりません。でも、まあ試しに手術をしてみますか？」

入院中の担当医は、今井先生という私と同い年くらいのドクターだった。

——わからないけど、試しに手術だって？

ふざけるなと思った。簡単に手術なんて言うけど、痛い思いをするのは私なんだから。

「わからないってどういうことですか？」私が強い口調で質問すると、今井先生は「腰痛に関してはわかっていないことがほとんどなんです」と答えた。

——そんなばかな！

驚いた私は矢継ぎ早にいくつかの質問をし、今井先生はその質問に対して、ひとつひとつ丁寧に答えてくれた。この時の会話がきっかけで私と先生はすっかり仲良くなり、時には消灯後の待合室でコーヒーを飲みながら話し込むようになった。私の手術についても真摯に考えてくれたが、痛みが改善するかどうかはやってみないとわからないとのことだった。

私は、そんなあいまいなまま手術を選ぶ気にはどうしてもなれなかった。

——だけど……じゃあ、このままなにもしないで退院するの？　それでいいの？　可能性があるのなら、一か八か手術をしてみた方がいいんじゃないの？

自問自答を繰り返したが、なかなか答えは見つからなかった。

看護師長さんからは、「それほど悩むこと？　若いんだから悩む時間がもったいないわよ」と言われ、私の決断力のなさを責められているような気がした。私の居場所は病院にもなかった。

結局、私は手術をせずに退院した。

一か月半もの時間と入院費を使い、検査の副作用に苦しみ、勇気のない自分を責め、挙げ句の果てに痛みは入院以前と変わらなかった。

退院と新たな治療法

退院後、私は自分の部屋に引きこもった。両親とも顔をあわせたくない。もうなにも言われたくない。元同僚からは、誰がチーフになったとか、誰と誰が付き合っているとか、私からみれば充実した様子のメールが届き、いっそうへこんだ。

そんなある晩、東京の彼から久しぶりに電話がかかってきた。でもそれは別れ話だった。はっきりと言葉に出さなくても、ほかに好きな子ができたくらいニュアンスでわかる。

——そうか、そうなんだ……。腰の悪い私にはなにひとつ残らない。恋愛も結婚も、仕事も、友達も。両親だってこのまま働きもせずただ家にいるだけの私を負担に思うに違いない。生きていても迷惑なだけ。私にはなんの価値もない……。

私は生きる気力を完全に失い、なん日も布団をかぶってただただ泣いていた。

今井先生から自宅に電話があったのは、そんな真っ暗闇のどん底にいた時だった。

「神崎さん、その後の調子はいかがですか？」

今井先生からの問いかけに、私は「まったく良くなりません」とぶっきらぼうに答えた。先生のせいじゃない——そんなことはわかっている。それでも、誰かに怒りをぶつけたい。

「あの、私の知り合いの先生が、クリニックの休診日を利用して『慢性疼痛の患者さんのための治療プログラム』というのをやっているんですけど、神崎さん、それに行ってみたらどうかなと思って……」

「なんですか、それ？」

「日本ではまだめずらしいんですけど、認知行動療法に基づくグループ療法だそうです」

「はあ、認知行動……ん？　それってなにをするんですか？」

「心理学に基づいて、お話したり、運動したりするらしいです」

——ははん、それはたぶんストレスが腰痛の原因ってやつだね。

心理学と聞いてほんの少しだけ心が動いたが、それも一瞬だった。

今さらもういいよ。私の腰痛はどうせなにをやっても治らないんだし、これからまた新しい治療を試す気力なんてどこにも残っていない。すべてがめんどうだった。

今井先生はそのクリニックの名前を教えてくれて、ホームページがあるから見るだけでも見てほしいと言った。私は、一応「わかりました」と返事をしたけれど、心の中ではどうでもいいやと思っていた。

数日経ってからそのクリニックのホームページを見ることにしたのは、とにかく毎日が退屈でほかにやることがなにもなかったからだ。

ＥＢＭ（Evidence-Based Medicine）、腰痛診療ガイドライン、生物・心理・社会的疼痛症候群……。なんだか難しそうな言葉ばかりが並んでいる。いくつかの英語の論文のリストも載っていた。私はなんの興味も感じられず、ホームページを閉じようとした時、ある一文が目にとまった。

〈日本の痛みに対する医療は、諸先進国より二十年以上遅れている〉

そういえば今井先生もそのようなことを言っていた。だとしたら……その世界の最新の治療を受ければいいのでは？　内容はよく理解できなかったものの、このクリニックで行っている腰痛の治療は、今までに行ったどの病院、どの治療院とも違う——そのことだけははっきりとわかった。

気がつくと私は、申し込みボタンをポチっと押していた。

間もなく案内のチラシとともに問診票一式が郵送されてきた。腰痛の発症から現在までの経緯、これまで受けた検査と診断名、治療や代替医療から、現在の生活状況や心理テストなど、七ページにも及ぶ問診票は記入するだけでうんざりした。そのうえ、腰痛発症からの二年間で五か所の整形外科に通い、三回の入院を経験し、両手じゃ足りないほどの代替医療の治療院に足を運んだ事実を再認識させられ、これだけの時間とお金をつぎ込んでも治らない私の腰痛はなんて重症なんだろうと、あらためてうらめしく思った。

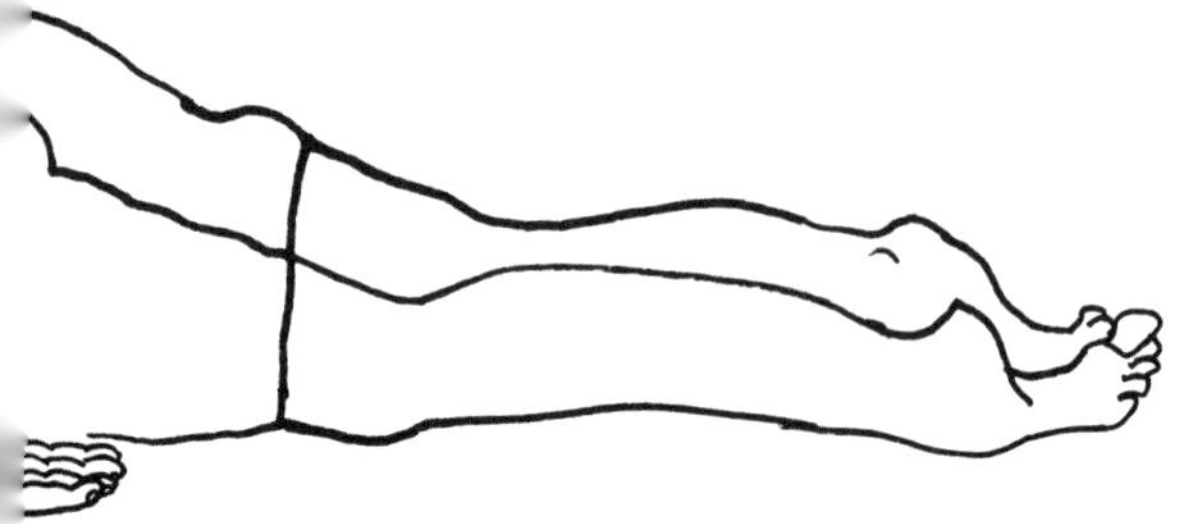

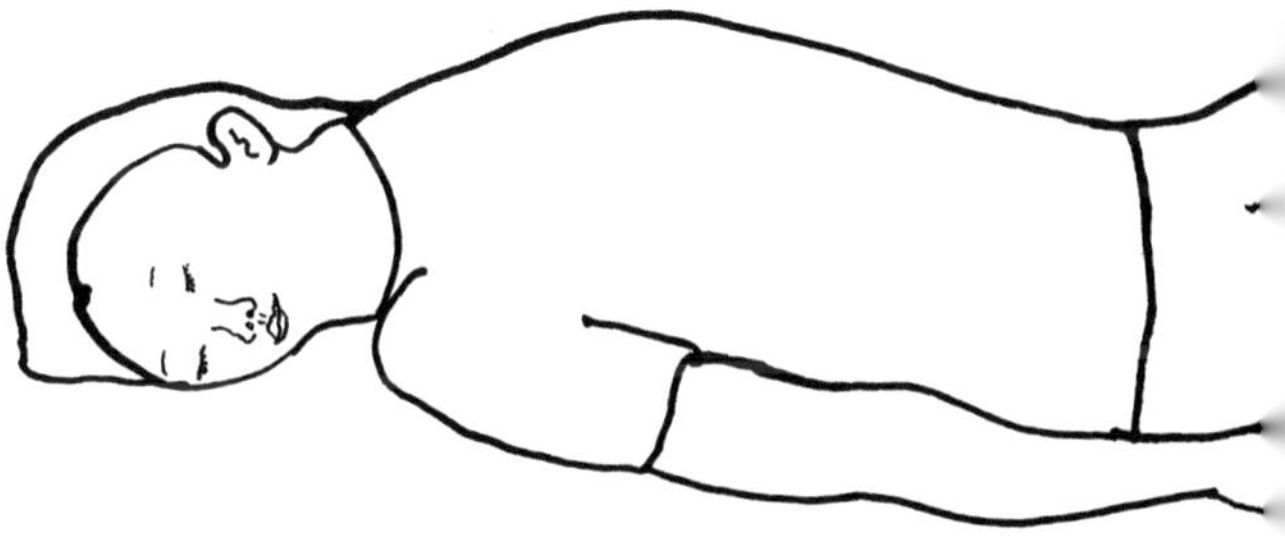

1週目
腰痛を治したければ治そうと思わないこと

プログラム初日――。

そのクリニックは電車でわずか十五分ほどの距離にあった。しかし、腰痛のためにほとんど家から出ていない私にとっては、それでもちょっとしたハードルに思えてしまう。私はコルセットをきゅっとしめ、気合をいれなおして家を出た。

高校の通学に利用していた同じ路線の電車に乗ると、懐かしい気持ちがよみがえった。あの頃は一日でも早く家を出たいと思っていた。東京の大学、東京での就職、ここまでは予定通りで順調だった。そのまま東京で結婚し、もう二度と実家には帰らないつもりでいたのに、まさかこんなことになるなんて……。

不思議な整形外科

駅から徒歩一分ほどの雑居ビルに目指す看板を見つけた。

〈佐野整形外科　痛みのクリニック〉

エレベータで三階に上がり、目的の場所のドアを遠慮がちに少しだけ開けてみる。すると受付らしきカウンターの前に真っ赤なブラトップ姿でおへそが丸見えの、まるでエアロビクスのインストラクターのような女性がちらっと見えた。ドアを開ける手が一瞬止まる。

——んっ？　ここであってるんだよね……？

クリニックの受付にいるにはあまりに不釣り合いな女性に戸惑いをおぼえながらも思い切ってドアを開けると、彼女の横にもうひとり、メガネをかけた小柄なおじさんが立っていた。

「ああ、神崎さんやね。お待ちしてました。佐野と申します」

（あっ、この人が先生？　白衣を着てないからてっきり事務のおじさんかと思った）

にこっと笑った先生は普段着のような黒のポロシャツ姿で、年齢は五十歳前後ってとこかな。笑顔がやさしそうで、関西弁のイントネーションはちょっと間の抜けた印象を受けた。

「私は篠原と言います」へそ出しルックの彼女があいさつをする。「元患者で、いまはプログラムのお手伝いをしているんですよ」

（えっ？　元患者って、まさか腰痛の？）

――うそだぁ。どこからどう見ても健康そのものにしか見えないよ。だいたい、その露出度の高い服装、冷えは腰にすごく悪いんだからね。腰の悪い人がそんなかっこうをするはずがない。それからこの人、かなりの美人だ。篠原さんって……そういえば女優の篠原涼子にちょっと雰囲気が似ていなくもない気がする。

受付横のカーテンの奥はとても整形外科のクリニックとは思えない不思議な空間だった。とにかく広い。腹筋台にヨガマット、トレーニングマシーンまであって、ちょっとしたスポーツクラブのようだ。部屋の中央にホワイトボード、それを囲むようにイス、ソファーとベッドが一台ずつ。脚を伸ばしてソファーに座っている人、ベッドで横になっている人、壁際に置かれたバランスボールに寄りかかっている人、腰に手を当てて立っている人。私を入れてプログラムの参加者は六名のようだ。ぱっと見私より重症な人たちばかりに思えた。どんよりとした重苦しい空気を感じる。知らない人との集まりが苦手な私は、今すぐにでも帰りたい気分になった。

そこへ佐野先生と篠原さんがやって来た。ベッドで横になっていた女性が身体を起こそうとして顔をゆがめると、

「あっ、そのままでいいですよ」佐野先生が声をかける。「お待たせしました。このプログラムを担当する佐野と申します。みなさん今日はよく来てくださいましたね。横になってもええ

し、立ち上がっても、歩き回っても、一番楽な体勢で話を聞いてくださいね」

女性はほっとした様子でゆっくりもとの姿勢に戻った。

「このプログラムでは、私が話したり、みなさんが話したり、からだを動かしたりといろんなことをします。ご案内したように週に一回で八週間、みんなでぼちぼち仲良くやっていきましょう。どうぞよろしくお願いします」

そう言って先生はぺこりと頭を下げた。

「こちらは理学療法士の篠原さんです。篠原さんはこのプログラムの一期生なんですよ」

「こんにちは。篠原と申します」ひと際大きな声で話す。「私は、三年間ほど腰痛で家から出られなかったのですが、このプログラムのおかげでいまではすっかり元気になりました」

（さ、さっ、三年間！　私より長い。それで、こんなに元気になれるもの？）

「私はここで運動療法といって、からだを動かしたり、からだをゆるめたりする方法をお伝えしていきます。八週間よろしくお願いします」

明るくてさわやかな笑顔、美人でスタイルも完璧だ。それにくらべて今の私ときたら……。

同じ女性として自分がミジメに思えて目を伏せた。

わかるし、わかってもらえそう

「最初に自己紹介をお願いできますか？　話していただきたいのは、腰痛の発症から現在までの経緯、受けた診断と治療、現在の様子、今日ここに来るきっかけをお願いします」

先生はホワイトボードに、

①腰痛の経緯
②診断と治療
③現在の様子
④きっかけ

と書いた。

「そしたら、どなたか最初に話してくださる方は？」先生が私たちの方を振り向く。

「ああ、それじゃあ……」と応じたのは、先ほどまでソファーに座っていた年配の男性だった。

◆――上杉さん（六十五歳・男性）の腰痛歴

「えー、上杉です。腰痛はもう二十年以上になります。といってもまあ仕事を休むほどじゃなかったんだけどね。定年後、母の介護で本格的に腰を痛めて、診断は脊柱管狭窄症です。手術をして一度は治ったんだけど、またしばらくしてから痛みが出て、二度目の手術をしました。二度目の手術はあまり効果がなくて、現在も左足の痛みとしびれがあります。えー、ここに来たのは、入院中に知り合った人からここの話を聞いたからだけど、考え方を変えるとか、心に向き合うとか、そういうのおれ、正直言うと、あんまり興味もないし、よくわかんないんだよね。まあ、よろしくお願いします」

篠原さんがホワイトボードに「上杉さん」と書いた。

そういえば、私が勤めていた会社に「上杉」というすごく偉そうな上司がいて、みんなでよく、「上杉、上から言いスギ」って陰口をたたいていたことを思い出した。偏見かもしれないけどこの上杉さんもなんとなく上から目線でエラそうな感じ。それにしても、二度も手術してるんだ。手術って最後の砦だと思っていたけど、それでも治らない人は治らないもんなんだ。

次は、たぶん同じ年くらいの大柄な男性。スポーツ刈りでいかつい顔をしている。

◆——熊澤さん（三十三歳・男性）の腰痛歴

「熊澤です。自分は小学校の時に腰をやっちゃって。腰椎分離症っていうやつです。まあ、治ったんですけど、高校からレスリングを始めて、それからまた時々痛くなって。大学では、えっと、今度は椎間板ヘルニアと言われて、レスリングは引退しました。まあ、あの、今はすごく痛いわけじゃないですけど、もう運動もできないし、仕事も長時間は無理だし、整体の先生にお世話になりながら、なんとかだましだましやってます。えっと、あの、ヘルニアの手術が簡単だって聞いたんで、手術しようかなと思ってるんですけど、まあ、整体の先生が手術する前にここに行ってみたら？　と勧めてくれたんで。よろしくお願いします」

上下黒のジャージ姿の熊澤さんは、なんだか本当にクマみたいに見える。でもこわもての見た目に反し、小さな声で自信なさそうにビクビクした様子で話をする。腰を気にしてなのか、さっきからずっと手を腰に当てたままだ。

三人目の男性は四十歳くらいだろうか。ひと言で言うと……ちょっと好みのタイプ！　白いシャツにセンスのいいメガネが素敵。

◆――理島さん（四十歳・男性）の腰痛歴

「理島と申します。軽い腰痛は十年前から時々ありました。今年の一月に、ギックリ腰で動けなくなり、激痛が数日間続いて、結局入院になりました。椎間板ヘルニアがあると診断されましたが、手術はもう少し見合わせましょうと言われています。今はヘルニアを刺激しないように、注意深く生活をしていますが、ほかになにかできることはないかとインターネットで調べていたらここを見つけました。みなさんよろしくお願いします」

篠原さんが「理島さん」と書いた。まさに〝ザ・理系〟のイメージがする彼にぴったりの名前だ。論理的でクール、頭よさそう。激痛からの入院は私とまったく同じでなんとなくうれしくなった。

次は六十歳くらいの穏やかで優しそうな女性だ。上質そうな赤色のカーディガンを羽織っている。

◆――立花さん（五十八歳・女性）の腰痛歴

「立花と申します。腰痛はもう長いです。昨年、痛みが強くなって、変形が強いのと腰椎が不安定だということで手術をしました。手術後、しばらくは良かったんですけどね、また痛みが出てきてしまって。まあ、もう年も年ですし、歩けないほどではないので、付き合っていくしかないですね。主人がね、ここを見つけてくれました。どうぞよろしくお願いします」

小柄で小顔でやさしそうな目、控えめな笑顔にどことなくかわいらしさを感じる。まるで野に咲く小さなお花のような人だと思った。

そして、ベッドに横になっている一番つらそうに見える女性。年齢は四十歳くらいだろうか。化粧をせず、髪もボサボサだ。彼女がおそるおそる身体を起こすと、ずっと横になっていたからか淡い黄色のセーターがシワシワになっていた。

◆——小鹿さん（三十八歳・女性）の腰痛歴

「小鹿です。……三年前に出産して、それからずっとです。整体の先生は仙腸関節が原因だと……。立つのも座るのもダメで、横になっている時が少し楽です。ご迷惑をおかけしてすみません。今は、一日のほとんどを横になっています。整形外科で、心因性じゃないかって……。それで、心療内科にも通って……。ここは、心療内科の先生が紹介してくれました」

小鹿さんがベッドから身体を起こす様子は、名前の通り生まれてすぐに立ち上がろうとして足をふるわせている子鹿を連想させた。この人、いかにもうつっぽい。ここに来てる場合なのかな、病院に行った方がいいんじゃないの？　あっそうか、ここだって一応病院だった。

最後に私がこの二年間に及ぶ腰痛の経緯などについて話した。ほかの人たちより少し話が長くなってしまったが、みんなが私の方をじっと見て一生懸命話を聞いてくれているのがわかった。今まで腰痛のことをこんなに詳しく誰かに話したことはなかったし、これほど真剣に聞いてもらえたこともなかった。ほんの少しだけどみんなとの距離が縮まった気がした。

「みなさん、ありがとうございました。今回のプログラムに参加される方はこの六名になります」

佐野先生はゆっくりとした口調で話し始めた。

「腰痛とひと言で言うても、軽い腰痛から激痛まで幅が広いですよね。世の多くの人が腰痛を経験していますが、ほとんどの腰痛は仕事を休むほどやなくて、休んだとしても一日か二日。みなさんのように長期間強い痛みがあって、仕事や家事への支障が続く腰痛はなかなか周りの人に理解されないわけです。ただでさえ、目に見えない痛み。軽く思われがちな腰痛。みなさんは、わかってもらえないという苦しさを抱えてこられたのではないでしょうか」

――そう、そうなの！

今まで私は、「腰痛で会社やめたの？」「腰痛で入院？」と相手からびっくりされるたびに、「たかが腰痛で？　大げさなんじゃない？」と言われているような気がして、胸を切り裂かれるように苦しかった。私は甘えているのかもしれない、過剰に受けとめ過ぎなのかもしれない――そう自分を疑ったりもした。でも、痛いものは痛い。痛くてしかたがない。こんな言い方をしたらいけないことはわかっているけど、目に見える障がいの方が良かったと思ったことさえあった。そしてまたそんなことを思ってしまう自分が嫌でしょうがなかった。わかってもらえないこの苦しさは、時に身体の傷みよりも……痛い。

「ここはね、同じような経験をしてきた人が、みんなでいっしょに痛みについて学んだり、考えたり、からだを動かしたりする安心で安全な場所です。まあ、病院というよりも、学校みたいなとこやね。みなさんにご協力いただき、詳細な経緯と検査結果を伺いました。みなさんの腰痛には危険な兆候はなく、安心できる腰痛だといえます。ここに来られるまでつらい日々を過ごされたと思いますけど、みなさんの腰痛は確実に改善しますよ」

先生はきっぱりと言った。

「確実に改善する」——その言葉を聞いて、うれしいと同時に、素直に信じてはいけないという冷静な気持ちにもなった。これまで新しい病院や治療院を訪れるたびになん度期待してはがっかりさせられたことか。結局治らないのなら最初から期待しない方が落ち込まないですむ。

実習——身体を動かす、身体をゆるめる

「ここで一回、篠原さんにバトンタッチしますね」先生は立ち上がると、リズミカルな明るい音楽を流した。

「じゃあ、まずは自分のペースで歩いてみましょう」

篠原さんの掛け声にうながされて、私たちはのろのろと立ち上がった。上杉さんは足を引きずるように歩き、熊澤さんはクマみたいにのっしのっしと腰に手を当てて歩く。小鹿さんは壁

に手をついて立ちあがるのがやっとみたいで、部屋の端から端まで歩く姿はスローモーションの映像を見ているようだ。

「ゆっくりでいいですよ。一歩、一歩。そうそう、その調子」

佐野先生と篠原さんは私たちそれぞれに声をかけながらひとりひとりの動きを確認していく。それが終わるとヨガマットを敷いて横になり、音楽に合わせて足を上げたり下げたりした。私は自分の筋力があまりにも落ちていることを目の当たりにして愕然とした。

次は仰向けになり膝を軽く曲げて、お腹の上に手を置き自分の呼吸を感じる。息を吐くたびに余分な力が抜け、身体が少しずつ沈んでいくのを感じるようにと教わった。それから、手足が重くなったり、お腹が温かくなる様子をイメージするトレーニングを行った。ピーンと張りつめていた心と身体の緊張の糸がほんの少しだけゆるんだ気がした。

治したいとは思わないこと

いよいよ講義が始まった。

小鹿さんはふたたびベッドに横になり、上杉さんは立ったり座ったりしながら、それぞれが自由な姿勢で先生の話に耳を傾ける。

「さて、みなさんは腰痛の改善を目的にこのプログラムに参加されましたよね？」

私たちはみな同時にうなずく。

「そうですよねぇ……」先生は少しだけ間をあけて言った。「とても言いにくいんですが、みなさんにあえてお願いします。腰痛を治したいとは思わないでください」

「……」

頭の中に「?」が点滅したのは私だけではなかったろう。

「腰痛は治したいと思えば思うほど治りにくくなるんです。そやから**腰痛を治したければ、腰痛を治そうとしたらアカン**のですわ」

先生は私たちのポカンとした顔にとくに驚くこともなく話を続ける。

「みなさんは、朝起きた時から、夜寝るまでの間、いつも頭の片隅で腰痛のことを意識していませんか? なにか行動する時には、それは腰にとって良いか悪いかを考えていませんか?」

(考えてますけど…)

「そうやって腰痛に注目する、つまり注意を向けると、よけいに痛みが増す可能性が高いんです」

予想しなかった話の展開に、誰もなにも言えない。

「**人間は〝脳〟で痛みを感じています**。どれほどの大ケガをしたとしても〝脳〟がなければ痛みは感じません」

先生は私たちの顔をみながら、つとめてゆっくり説明を続ける。

「脳が痛みを感じる仕組みは複雑で、ペインマトリックス、つまり疼痛に関する脳内ネットワークと呼ばれる脳の複数の領域が関係しているんです。このペインマトリックスは、痛みに関する『言葉』や『画像』、『イメージ』『記憶』『予想』『共感』…そのほか、いろんなことに反応するんです」

（言葉？　画像？　記憶？）

「つまりね、『腰痛』という文字を見たり、聞いたり、口にしたりするだけで、ペインマトリックスを興奮させ、痛みを強める可能性があるんです」

先生は私たちの様子を確認しながらゆっくりと話を進めていく。

「もうひとつ、『腰痛』を治そうとすればするほど、また痛い、まだ治らない、と痛みが改善しないことがストレスになり、嫌な気分になります。この嫌な気分が本来備わっている『痛みを鎮《しず》める働き』を悪くして、ますます腰痛が治りにくくなるんです。

ここまででなにか質問はありますか？」

それまで黙って話を聞いていた理島さんが口を開いた。

「これは腰痛を治すためのプログラムですよね？　腰痛を治そうとしないなんて矛盾があると思うのですが」

「そうなんです。まるで禅問答みたいでしょ？」先生はやさしい笑顔を見せた。

「じゃあ、いったいなにをするんだよ？」上杉さんが不服そうに言った。

「〝いい気分〟になる練習をします。安心、リラックス、楽しい、ワクワク、笑い、感謝。〝幸せ〟や〟いい気分〟をたくさん感じましょう」

自分でできるシンプルなこと

しばらく沈黙が続いたあと、上杉さんが感情を抑え気味に口を開いた。

「幸せとかいい気分って、なんていうの？　ちょっとバカにした話じゃないの？」

先生は、わかりますよと言うかのように軽くうなずいてから話し出した。

「世の中には殺菌や抗菌のためのいろいろな製品や薬剤があるでしょう？」

（は？　いきなりなんの話？）

「太陽の光には、強力な殺菌作用があることを知ってますか？　菌の種類によっては薬剤よりもずっと効果的なんですよ。しかも、**身近にあって、無料で、誰でも、簡単に手に入れることができます**」

先生は立ち上がると、窓のカーテンを勢いよく開けた。四月にしては強い陽ざしが部屋の中に一気に注ぎ込む。

「だいぶ前の話ですけど、私の妹がひどいつわりでね。『なにかできることはない？』って相談されたんです。私はさっそくお笑いのDVDをなん本か送って、『少しでも笑うとええよ』とアドバイスしました。そしたら妹は、えらい怒ってねぇ。バカにされたと思ったらしいわ。あれから十年以上経ちますが、いまだに会うと怒られます」

（妹さんのその気持ち、よくわかる。どう考えても真面目なアドバイスだとは思えない）

「笑いはねぇ、あらゆる体調不良を改善するのに効果的なんです。妹は、とにかくやってみたらよかった、やれば楽になれたんです。もったいない。みなさんも同じですよ。

笑うと鎮痛効果が高まるというデータはたくさんあります。でもね、私は、データがあるから言ってるわけやない。そうやって**頭で考えんとからだで感じてください**。楽しいか楽しくないか、どっちがええかと聞かれたら楽しい方がええでしょう？　楽しくて、しかも、腰痛も改善する。ひとりでできて、大してお金もかかりません」

（それはそうだけど…）

「物事はねぇ、**とってもシンプル**なんですよ。腰痛のことばかり考えていると治らない。いい気分で過ごすと改善する。なんとなくわかりませんか？」

（まあ、わからなくはないけど…）

「そういえば、みなさん、太陽の光は浴びてます？」

先生の唐突な質問に、みんなが首を横にふる。私も入院以来ほとんど外に出ていない。

「晴れた日は外に出て空を見上げましょうよ。ほら、とっても気持ちがいいですよ」

先生は窓の外にしばらく目を向けた。すると冷静なはずの理島さんが、少し怒った様子で反論した。

「いい気分になって腰痛が治るなら、こんなプログラムは必要ないじゃないですか？　太陽浴びて、ＤＶＤ見て笑えばいいんでしょう？」

「その通りです、理島さん。生命の源である太陽を浴びて、笑って、歌って、踊って、いい気分で過ごせば、治癒力は高まります。それやのに、ほとんどの人は病気になったら暗い顔して病院に行くだけ。そういうもんやと思ってる。**医療にしかできないことがあるように、医療ではできないことがあるんですよ。みなさんにしかできないことがある**んです。それがいい気分になること――」

「だから、いい気分になるだけなら自分でできるでしょう？」

先生が言い終わらないうちに理島さんがさらに強い口調で反論すると、その場がちょっとギスギスした空気になった。しかし先生は、やさしい表情を変えることなく話を続ける。

「そうなんですよ。**自分でできるんです**。ところで、みなさんはここ最近、心の底から笑ったり、楽しんだり、幸せやなあと感じてますか？」

――わー、嫌な質問。幸せなんて感じられるわけがないじゃん。こんな身体で、こんな状況で、いったいどうやって？　私が最後に思いっきり笑ったのっていつだったっけ？

先生の質問で苦い思いが込みあげる。

「痛みで、気分が落ちこんで、落ちこむと視野が狭くなり、ますます痛みのことばっかり考えてしまう。痛みを抱えながらいい気分で過ごすというのはとても難しいことなんです。せやから、ここで、みんなでいっしょに練習するんです」

すでに治ったとしたらなにをしている？

「ではここでひとつワークをやってみましょう。すでに〝腰痛〟が治っていると仮定して、その時になにをしているか、イメージをしてみましょう」

また予想外の質問だ。すでに治ってると仮定する？　え？　治ってないのに？

「どなたか発表していただけませんか？」

先生はゆっくりと私たちひとりひとりに視線を向けていくと、

「神崎さん、いかがですか？」

——しまった！　目が合ってしまった。

「えーっと、そうですね。治ったら……働いていると思います」

「どんなお仕事をされていますか？」

「えっ？　どんなって……」

(そんなこと聞かれてもわかんないよ)

「腰痛がすっかり治っているとしたら、どんな気分でどんな毎日を過ごしていますか？」

「……」

私はなにも答えられなかった。どんな仕事？　どんな気分？　そう聞かれても想像ができない。なにか答えなければと思うのだけど頭が真っ白になって言葉が出てこない。だんだんと追いつめられ、責められているような気分にさえなってきた。そんな私の様子に気づいたのだろうか、先生は私を安心させるようにうなずいた。

「神崎さん、これからゆっくりと、いっしょに考えていきましょうね」

その後先生は、ほかの参加者にも同じ質問をしたが、はっきりと答えられた人は誰もいなかった。

放てば手に満てり

「これまでみなさんが、いかに真面目に腰痛と闘ってこられたかがよくわかりました。〝押してダメなら引いてみろ〟、という言葉があるでしょう？　なにかがうまくいかないなら、それまでやっていたことをやめて、まだやっていないことをやってみる。これは面白い現象なんやけど、腰痛のままでもまあええか、と思えた時に、痛みは少しずつ減少していきます。治したい、治りたいという執着を手放すと、結果的に手に入りますから」

そういう考え方があるのは知っている。でも、治そうと思わないなんて私にはムリだ。

「まずは、〝いい気分〟に意識を向ける練習から始めましょう。〝いい気分〟になると脳の報酬系という部分が活性化して、ペインマトリックスの活動を低下させることがわかっています。〝いい気分〟になることが治療になるんですよ」

そう言うと先生はホワイトボードにこう書いた。

どんな時にいい気分を感じるか？

「**からだの感じを意識する**んです。嫌な気分の時は、ぎゅっと固く縮こまっている感じ」

先生は私たちの目線の高さで、自分の手を力いっぱい握りしめた。

「ほら、こんなに固く握り続けたら痛くもなるわ」

先生は笑って、赤くなった手のひらを私たちに見せると軽く振った。

「いい気分の時は、力がぬけてゆるんだ感じ。今、自分のからだはどっちだろう？　なにをしている時にからだはゆるんでいるんだろう？　どんな時にいい気分を感じているだろう？　それを探してみてください。なにがいい気分かは人によって違うから、自分で探すしかないんです。今まで腰痛のことを考えてた時間を全部、いい気分を感じる時間にあててください。そして来週、ここで教えていただけますか？」

（はあ〜、いい気分ねぇ…）

「みなさんは、腰痛を治すために生きているわけではありませんよね。私はね、みなさんに幸せになってほしいと願っているんです」

いきなり先生から、〝幸せになってほしい〟と言われて、とてもヘンな感じがした。

「腰痛を治すことを目的にしないで、治ってどうなりたいか、治ったその先にあるものを見ていきましょうよ」

(う～ん…うまく言葉にならないけど、なにか違う気がする)

「みなさんがね、今、すごくモヤモヤしていることはわかります。それはそうでしょう。これまで腰痛を治そうと、お金も時間をたくさん使って、一生懸命頑張ってこられたのですから。それで、腰痛を治すためにこのプログラムに参加したというのに、治そうと思うな、なんてまるで詐欺にあったように感じるのかもしれません。でも、大丈夫なんです。八週間後にはみんなで笑っていますから。うまくいくことはもう決まっているんです。納得できないままでけっこうですので、次回のプログラムまでの一週間は、〝いい気分〟に意識を向けることだけを考えてみてください」

それでもなお不服そうな私の顔を見た先生が軽く微笑んでからこう言った。

「まあ、そう焦らんでも大丈夫です。幸せになってしかも腰痛も治る、そんなおいしい話が本当にあるんですから。そしたら一回目はここまでにします。みなさん、今日はよく来てくださいましたね。ほんまにありがとう」

そう言うと先生は軽く頭を下げた。

佐野先生が部屋を出て行ったあと、篠原さんから身体を動かすことへの話があった。腰痛を治すことを目的に身体を動かさないこと。毎日できる範囲で歩くこと、ただし、〝いい気分〟

で歩ける範囲にとどめ、決して頑張らないこと……。それくらいなら私にもできそうだと思った。

幸せの腰痛学校

あっという間の二時間――。

帰り支度を終えカバンを持って部屋から出ようとした時、壁に貼ってある掲示物が目に入った。問診表と同時に送られてきたこのプログラムのチラシだ。近づいてよく見ると、『慢性腰痛改善プログラム』と書かれた上のスペースに、赤い手書きふうの文字でこう書き加えられていた。

『幸せの腰痛学校』第13期新入生募集！

――幸せの腰痛学校？　なにそれ。さっきから幸せ、幸せって。幸せなんて言葉、そうなん度も正面切って言われると気恥ずかしいんですけど。

その時、背中に声をかけられた。

「神崎さん、お疲れさまです」

振り返ると篠原さんの満面の笑顔があった。ああ、たしかにこの人は幸せそうだ。背筋がピンと伸び、口角がきりっと上に持ち上がっている。腰が悪いせいでいつも少し前かがみの私とは大違い。私の中にほんの少し意地悪な気持ちがわいた。

「『幸せの腰痛学校』って、なんだか大げさですよね」

「ああ、これ？　『慢性腰痛改善プログラム』ってちょっと難しそうじゃない。私と同期の仲間がいつからかこんなふうに呼び始めたの」

――ふ～ん。仲間ねぇ。仲間って言い方にも違和感があるんだな。だって、ただの患者の集まりでしょ？

「このプログラムに参加すれば、ほんとに幸せになれるんですかね？」

私が少し小ばかにした口調で言うと、篠原さんはやさしく、しかしはっきりとした声でこう言った。

「それを決めるのは神崎さんよ」

「え？」

「**私たちはいつでも自分で選べるの**。幸福でいるか、不幸でいるか」

――なにそれ？　私が自分で不幸を選んでいるとでも？　私は腰痛が治らないから不幸なのであって、私が不幸を選んでいるわけじゃないんですけど。それに、幸せかどうかなんて今はどうでもいい。私はただ、腰痛さえ治れば、腰痛さえ治してくれれば……。

ちょうどその時、入り口に小鹿さんの母親らしき人が迎えに来たようだった。立ち上がることがやっとの小鹿さんに篠原さんが寄り添う。小鹿さんの顔にはまったく表情がなく、まるで能面のようだ。

――こんな状態の小鹿さんがいったいどうしたら幸福を選べるっていうの？

私はふたたびチラシに書き加えられた文字を見つめる。

幸せの腰痛学校――。

そのお気楽なポジティブさにイラッとした。

腰痛が治ったらなにをしたい？

クリニックからの帰り、電車の窓からぼんやり外を眺めた。いつの間にか今年の桜が終わっていた。

――腰痛のことで頭がいっぱいでお花見どころじゃなかったな……。

「腰痛を治すために生きているわけじゃない」――それは本当にその通りだとは思う。

「ただいま」誰もいない家に帰るとわが家の愛犬トッフィーが出迎えてくれた。今の私にはトッフィーだけが心を許せる話し相手だ。

私は膝の上にトッフィーをのせて、頭をなでながら話しかけた。

「トッフィー、幸せになったら腰痛が治るんだってさぁ。まったくバカバカしいよね」

トッフィーがうれしそうに私にじゃれつく。

「よしよし、あなたはいつも幸せそう」

私もつられてつい笑顔になる。するとトッフィーはしっぽをふって散歩をせがむようなしぐさを見せた。

「ごめんね、まだ自分ひとりで歩くのがやっとなんだ」

強くリードを引っ張られるととても支える自信がない。しかも腰に悪いに違いない。そうか、治ったらトッフィーといっしょに散歩をしたい、そういう目標でもいいんだ。


それからの一週間、私は思い切ってコルセットをはずし、できるだけ歩くように心がけた。家の近所を散歩しながら空を見上げたり、風を感じたり、いい気分で過ごそうと努めた。だけど油断するとどうしてもすぐに痛みに意識を向けてしまう。痛みへの恐れは私の心の中の大部分を占めていて、しかもどっしりと根をおろしているようだった。

――私の腰痛は本当に治る日が来るの？　あのプログラムに効果はあるの？　このまま治らなかったら私はどうなるの？

気がつくといつも同じことを考えてしまっている。

――違う、違う、ダメダメ。同じ考えるなら、幸せなことにしなくちゃ！　腰痛が治ったらなにをしたい？　治ってなんでもできるようになったらまずはなにをしようか。やっぱり旅行？　いや、旅行は……荷物が重い、腰に悪そうだ。あ〜、違う、違う。腰は治っている前提だから。それじゃあ恋愛は？　だけどこんな腰の悪い私といっしょにいても楽しくないだろうし……って、だから違うの、腰は治っているんだって！　じゃあ仕事は？　どんな仕事がしたいんだろう？　まずは腰に負担のない事務職だよね……。あ〜あ、どうしても腰が悪いという現実から離れられない。やっぱり腰痛が治らない限り、幸せになんてなれないよ……。

そう思ったら篠原さんの幸せそうな笑顔が頭に浮かんできて、治った人はいいよね、と大きなため息が出た。

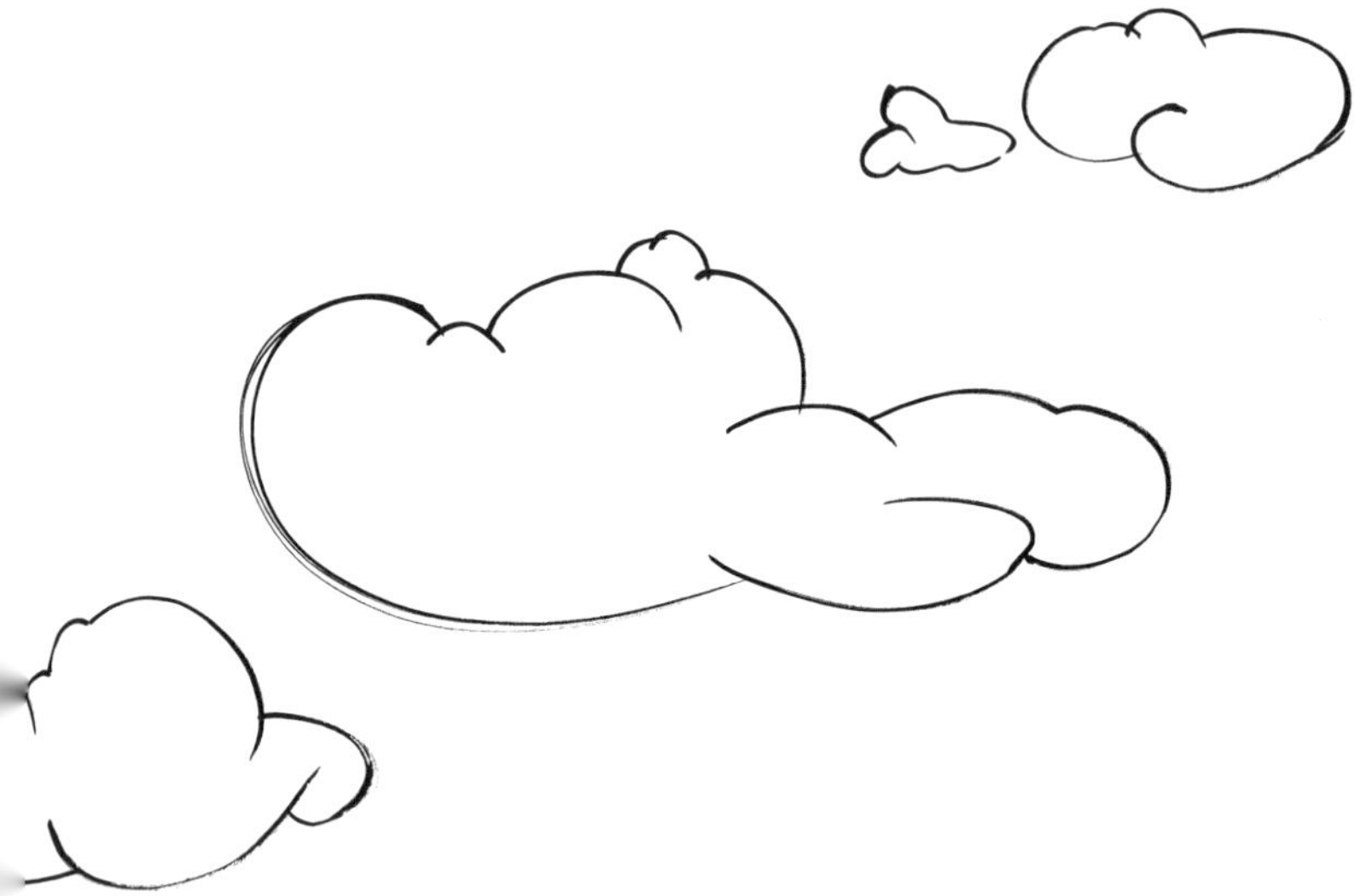

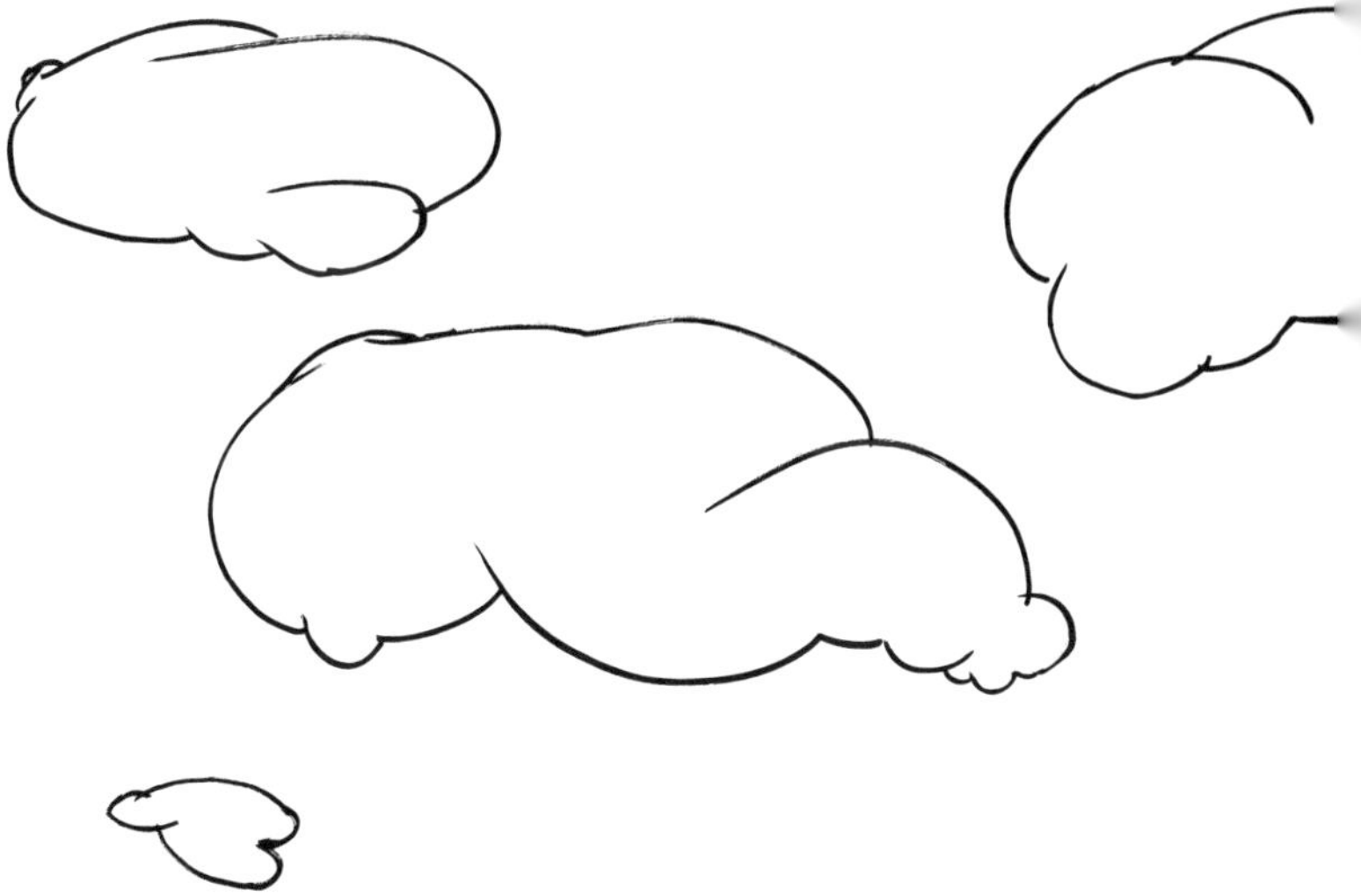

2週目　腰が悪いとはどういうことか？

実習——エクササイズとリラクゼーション

クリニックのドアを開けると、受付に座っていた佐野先生とばっちり目が合った。佐野先生はまるで私のことを待ってくれていたかのようにやさしい笑顔で迎えてくれて、私はすこしだけ暖かい気持ちになった。

「神崎さん、いいねぇ、その服装。やる気いっぱいやね」

「いやいや……」

(単にラクなのでジャージっぽい服を着ているだけですって)

「今日もまずからだを動かしますね。奥へどうぞ」

部屋には先週と同じ明るい音楽が流れていて、青のジャージ姿の上杉さんが篠原さんに付き添われて椅子から立ったり座ったりの動作を繰り返していた。

全員がそろったところで今日もウォーキングからスタート。部屋の端から端までをなん度も往復する。次に、篠原さんが作成したメニューでそれぞれ別の運動を行った。私は、スクワットと小さな踏み台を昇ったり降りたりする運動。十分ほど軽く動いただけなのに、うっすらと汗をかいた。身体を動かして痛みが強くなることはない、というよりはむしろ動いている時の方が痛みは気にならないように感じる。

その後は全員で仰向けに横になって、まずは先週教わった呼吸法を行い、次に筋肉のひとつひとつを意識しながら一度ぎゅっと思い切り力を入れてから一気に力を抜く方法を練習した。

「いい気分」と「新しい挑戦」

「今日も来ていただいてありがとうございます。全員がそろってとてもうれしいです」

小鹿さんはベッドで横になりながら、それ以外の参加者は先生を囲むように座って話を聞く。

「これから毎回講義の最初に〝ハッピー&ニュー〟の発表を行います。ハッピー、この一週間でみなさんがいい気分になった話、または、ニュー、なにか新しいことに挑戦した話を聞かせてほしいんです。どなたか教えていただけますか？」

先生と目が合った立花さんが、ほんの少し考えてから、

「私ね、どうなったら幸せかしらと考えてみたのよ。主人とも話したの。海外旅行に行きたいわね、行くならヨーロッパがいいかしら？　カナダもいいわね、なんて。話している時は、少し心がウキウキしたんだけど。でも……じゃあいつになったら行けるのかしらと考えると、やっぱりこのからだじゃ無理よねってなってしまうのよ」

上杉さんも黙っていられない。

「おれも考えてみたよ。お気に入りのゴルフ場で、最高のショットが決まったら、爽快でいい気分なんだろうなって。ただ、そういうことはもうできないのかと思うとね、よけいにミジメになるんだよ」

白いTシャツが似合う理島さんも話に加わる。

「子どもと遊んでいる時に、かわいいな、幸せだなと思うことはありますよ。だからといって、腰痛の心配がなくなるわけじゃないですし」

――えっ？　理島さんって子どもいるんだ、ちょっとショック。まあ、こんなにかっこよくて、頭も良さそうなら独身のわけはないか。

私は少しだけがっかりした。

熊澤さんも続いた。

「自分はこの腰のせいで、ちゃんとした職につけないんです。無理はできないし、痛くなった

らいつでも休めるように、誰にでもできるバイトしかできない。自分にだって夢くらいあります。でもその夢のためにはお金がいるんです。結局、腰痛を治さないとダメなんですよ」

先生が小鹿さんの方に目を向けると、小鹿さんは蚊の鳴くような声をしぼり出した。

「私はただ、普通の子育てができればそれだけで……」

「いやいやありがとうございます。みなさん、いい気分についていろいろと考えてくださったのですね。結果はどうであれ、**やってみた、考えてみた、というだけでも、最初の一歩**を踏み出されました」

――いやいや、考えただけじゃダメでしょ？

私は先生の言葉に反発をおぼえた。

「みなさんのご意見をまとめますと、やりたいことや夢はあるけれど、腰痛があるからできない。そやからまず先に、腰痛を治さないと幸せになれないということですね」

（そう、そういうこと。まず腰痛を治すのが先、幸せはそのあとだと思う）

先生は大きくうなずくと、話を続けた。

「ある患者さんの話をしましょう。その方は四十代の女性でね、進行性の病気のためにご自宅で療養されています。小学一年生の娘さんがいらっしゃるんですけど、娘さんは毎日学校から帰るとまずお母さんのお布団に入ってくるそうです。お布団の中で、学校であったことを話して、学校で習った歌を歌って、音読の宿題をして、読書をして。その患者さんは、娘さんを後ろから抱きしめて、髪をなでて、手をつないで、スキンシップにあふれた濃い時間を過ごされています。毎日、そんな時間が持てることをとても幸せだとおっしゃっていました。普通の子育てではありませんけど、もしかしたら普通の子育てよりも幸せなのかもしれません」

（そうか…病気だからといって幸せを感じられないわけじゃないのか）

「その方はねぇ、おそらく、来年はもう……」

（…えっ？）

「まず治して、それから幸せに？　うん、それができたらいいんやけどねぇ……」

そこまで言うと先生は目を伏せた。私たちはみんな押し黙ったままだ。先生は一度ぎゅっと目をつぶると、気持ちを切り替えるようにゆっくり視線を上げた。

「みなさんだって明日死なない保証はどこにもないんですよ。腰痛のことはひとまず横においといて先に幸せになりましょうよ。そのためにはね、**私は幸せになるんだとまず最初に決心することなんです**」

腰が悪いとはどういうことか？

「先生、ちょっといいですか」

突然理島さんが強い口調で切り出した。

「先週、ここで先生のお話をうかがってから自分なりに調べてみました。痛みに意識を向けることでペインマトリックスが興奮し、腰痛の悪化や継続につながることはわかりました。いい気分が『痛みを鎮めるしくみ』を活性化させるというのもその通りでした。

でもですね、根本原因である腰は治さなくていいのでしょうか？　腰が悪いままで痛みだけをなくしても、それはなんというか表面的なことで、きちんと治ったとは言えないでしょう？」

（そうか！　そうだ。私がモヤモヤしていたのは、そこだ！）

「ああ、やっぱりそこに気がついてしまいました？」言葉とは裏腹に先生はまるでその質問を待っていたかのようにニンマリと笑った。そして、ホワイトボードにこう書いた。

腰が悪い

「みなさんは、ご自分の腰が悪いと思ってますよね？」

即座に全員がうなずく。

「悪いから、治さなアカンと」

（はい、その通りですけど）

「それがね、誠に申し上げにくいのですけど、『腰が悪い』かどうかはね、わからないんです」

（え～？　またまた、先生。なにを言いだすかと思ったら）

「だいたい『腰が悪い』ってどういうことを指すのかなぁ？　どなたかわかるように説明して

いただけませんか？」先生がとぼけてみせる。

すると熊澤さんがむすっとした表情で「腰が悪いから痛いんですよね。悪くなければ痛くないでしょう？」と言い捨てた。

「つまり、腰が悪いというのは、腰に痛みがあることですね？　なるほど、痛みがあれば悪い。だったら、頭が痛いと頭が悪いんですね？」

私たちをからかっているのか、それとも真面目に言っているのか、先生の表情からは読み取れない。

「というのは冗談ですけどね、逆に言えば、痛みがなければ悪くない、ということでいいですね？」

（いや、それは違う…と思うんだけど）

「普通の腰」ってなんだろう？

「自分は小学生の時に腰椎分離症をやってるんです。その後、痛みは出たり出なかったりだけど、ずっと腰は悪いですよ」熊澤さんの声は明らかに怒りをおびていた。

「小学生の時に腕を骨折したとしましょうか。まあ、クラスにひとりやふたりはいますがな。では、その人は一生、腕が悪いんでしょうか？」

「でも、普通の腰ってわけじゃないでしょ？」

「熊澤さんの思う『普通の腰』ってなんですか？」

「えーっと、普通の腰とは……痛くならない腰です」思っていることと発言した言葉がうまくかみあわず、熊澤さんは歯がゆい表情をした。

「腰痛患者さんは日本中に二八〇〇万人いるそうなんです。しかもどんどん増え続けています。このままいけば、痛い腰が普通で、痛くない腰が普通じゃなくなりますね」

椎間板ヘルニアは痛みの原因ではない

「でも、ヘルニアもありますし」熊澤さんも負けていない。

「ええ、長い間、椎間板ヘルニアは腰痛の原因とされてました。でもね、最近では研究が進んで、**ほとんどの椎間板ヘルニアは痛みと無関係であるとわかってきたんですよ**」

誰もが知っている事実のように平然と説明する先生に、今度は理島さんが噛みついた。

「えっ？　でも、先生、私の整形の主治医ははっきりと椎間板ヘルニアだと言いましたよ」

「日本の保険制度上、診断名をつける必要があるんです。そこで、レントゲンやＭＲＩなどの画像診断をして、椎間板ヘルニアや脊柱管狭窄症などの名前をつけます。椎間板ヘルニアは、椎間板の一部が飛び出してますよ、という構造上の説明です。間違ってはいません。痛みの原因とは言えないだけです」

「そんなばかな」理島さんが首を横に大きく振った。「通っている整形外科で椎間板のズレを治す体操を教わりましたよ。ヘルニアの手術だってたくさん行われているじゃないですか！」

「ええ。私も医学部でヘルニアが痛みの原因だと教わりましたし、実際にたくさんの手術を行ってきました。でも、**医学は日進月歩**なんです。昔は正しいとされていたことがくつがえることはよくあります」

（ええっ？　いつの間にくつがえったの？　そんな話は聞いていないけど…）

「一九九五年に、痛みのない人の七十六％に椎間板ヘルニアが見つかったという論文が発表されています。まったく痛みのない人の七十六％ですからね」

（…ウソぉ〜?!　それって椎間板ヘルニアは痛みとは関係がないってこと…だよね？）

「その論文は信用できるんですか？」理島さんが感情をおさえた声で質問した。

「理島さん、その発想はとても大切です。論文にもレベルがあり、医学論文だからといってなんでも信用できるわけではありません。そうやって、疑問を持つことはとても大事なことです。

この研究はね、国際腰椎学会で最優秀論文賞を受賞したもので、腰痛の世界ではノーベル賞に匹敵するほど信頼性の高い研究なんですよ。その後もぞくぞくと椎間板ヘルニアと腰痛は関係がないとする研究結果が相次いでいます」

「え？　じゃあ、ヘルニアは腰痛の原因ではないとはっきりと言いきれるのですか？」

そんなはずはない、信じないぞ——理島さんの表情はそう語っていた。

「言いきれません。ヘルニアの中には、神経の圧迫が強くて、歩行困難や排泄障害を伴い手術が必要なものもあります。でもそれは、腰痛全体の三％ほどだと言われています」

（…たったの三％とは！）

「ほかにはね、ヘルニアがあるだけでは痛みはおきない。そこに炎症が起きているから痛いのではないかという説もあります」

先生の言葉に理島さんが「ああそれなら納得です」と満足げにうなずいた。

「ほら、医者がもっともらしい説明をするとすぐにそうやって信じる。炎症説も今はまだ説にすぎません。研究段階なのです」

先生は理島さんの目をまっすぐに見つめた。

「あのね、椎間板ヘルニアが神経を圧迫して腰痛が起きる。いかにももっともらしい説明やけど、ここでよく考えてみてください。みなさんの痛みの程度は、毎日変化していると思うんですけど、じゃあヘルニアは飛び出したり、へっこんだりしてるのやろか？　痛みの場所もまったく同じではないよね？　ヘルニアの飛び出し具合が毎日変わるんやろか？」

（あっ、そうか…）

「鍼灸治療で痛みが改善することがよくあります。ハリでヘルニアがひっこむと思いますか？」

（そう言われてみれば…）

「よ〜く考えたらわかることなんですよ。多くの人は、医者に言われたことを無条件に信じすぎています」

画像診断の意味

「う〜ん、だけどＭＲＩ検査ではっきりとヘルニアがうつっていましたよ」

理島さんはどうしても納得がいかない様子だ。もちろん、私だってまだモヤモヤしている。

「ちょっと待っててくださいね」先生は立ちあがると部屋のすみにある本棚から大きな封筒のようなものを持ってきた。そして、中からなにかを取り出しホワイトボードに貼り付けていく。それは、だれかの腰の骨のレントゲン写真二枚と、おそらくＭＲＩの画像だった。

「よーく見てください」

佐野先生はレントゲン写真の一枚を指さした。

背骨がいったん左に傾きそれから右へ、明らかに誰が見てもゆがんでいる。硬い背骨がこんなに曲がるなんて知らなかった。もう一枚のレントゲン写真は、腰の骨と骨との間のすき間がほとんど空いていない。見るからにこれらは、腰痛の患者さんのなかでも相当症状がひどい人たちのものであるということが私にもわかった。

「これね、みんな腰の痛くない人ばっかり」

（…ん？　聞きまちがえた？　今、「痛くない人」って言ったよね）

「なん枚かのＭＲＩ画像を見せて、『さて、どの人が痛くてどの人が痛くないでしょうか？』と整形外科医に質問してもだれも正確に判断できません。なぜなら画像と痛みは関係がないからです」

「……」

私たちは全員目を丸くした。

「じゃあ、検査なんて必要ないじゃないか！」上杉さんが怒気を帯びた声で言った。

「いいえ、それは違います」先生は冷静に続ける。「ごくまれに命にかかわるような腰痛、たとえば悪性腫瘍、脊椎感染症、骨折、解離性大動脈瘤、強直性脊椎炎、馬尾症候群などがあって、画像診断は危険な疾患の鑑別に必要です。**整形外科医のもっとも大切な仕事はね、危険な疾患を見逃さないこと**なんですよ」

骨か、神経か、筋肉か？

「おれの脊柱管狭窄症はどうなの？」上杉さんが質問をぶつけた。

「脊柱管狭窄症は、脊柱管が狭窄、つまり狭くなっていますよ、という説明ですね」

「それが痛みとしびれの原因だろ？」

「それもよくわからないんです。脊柱管の狭さと症状の間に相関性がない、つまり狭くなっていても症状のまったくない人もいるんです」

上杉さんは眉間にしわをよせた。

「あの、神経痛というのは神経が悪いんでしょう？」立花さんが疑問を口にした。

「神経痛？　ああ、坐骨神経痛のことですね。坐骨神経痛とは坐骨神経が通っている部分、つまりお尻や足が痛いという痛い場所の説明です」先生の説明に立花さんは首をひねり、「じゃあ、神経は関係がないのかしら？」と小声で言った。

「いえいえ、すべての痛みは神経を通って感じます。関係があるのと、原因であるのとはまったくちがう話です」

先生はできるだけわかりやすく伝えようとていねいに言葉を選び、ゆっくり説明する。しかし、私たちはこれまでなんの疑いもなく信じてきた医学的な常識を先生に否定された驚きでなかなか次の質問が出てこない。その沈黙を理島さんが破った。

「最近では筋肉が原因とよく言われていますよね？」

「ええ、腰でなにが起きているかというと筋肉の緊張です。筋肉へのアプローチ、トリガーポイント注射や、鍼灸、整体には効果を感じる人が多いようですよ」

先生の説明に反応したのは熊澤さんだった。

「自分はいつも整体の先生に治してもらっています」

なぜか自慢げな言い方がちょっと可笑しかった。

「ぼくも鍼灸には効果を感じました」

理島さんも続いた。

「それはよかった。でも、整体や鍼灸で治ったのなら、なんでおふたりともここにいらっしゃるのかな……」

じゃあいったい原因はなんだ？

「じゃあ、腰痛の原因は筋肉ってことなんですか？」理島さんが確認するように言った。

「筋肉もひとつの要因でしょう。骨、椎間板、関節、靭帯、筋肉や筋膜、自律神経、血行、バランスの悪さ、ゆがみやズレ、炎症、冷え、運動不足、筋力低下、姿勢が悪い、肥満、歯の噛み合わせ、脳の誤作動、心理社会的因子、ストレス、抑圧された感情……。あとは、食べ物、お天気、気圧、呼吸、悪霊、カルマ、因縁……。ほかにもなにかありましたっけ？」

（最後の方はふざけているとしか思えない！）

「まるでね、小さな節穴からのぞいているようなものです」

（…ん？）

「それぞれの専門家が、自分の知識と経験という狭い視野で腰痛の原因を語る……」先生は独り言のように言う。「人間というのは、とらえきれないほど大きな存在でね、なぜ病気になるのか、なぜ治るのかについて、私たちはそのほんの一部のごくわずかなことしか知ることができません」

先生はどこか遠くを眺めるような目をした。

「人間は自分の主観というフィルターを通してでしか物事を理解することができないんです。

すべての人間の認知はゆがんでいて、そして、ひとりの人間の視野はとても狭い。専門家であればなおさら、長年の経験からその認知のゆがみは固定されます。ゆがんだ認知と小さな視野で知りえた知識や情報を寄せ集めたところで、全体像は見えないんですよ。機械であれば、故障個所を見つけることが最優先で、その部分を修理すれば解決します。人間は部分の寄せ集めではないからね」

そこまで言うと、先生はまた私たちに視線を戻した。

「ひと言で言うとね、**腰痛の原因はひとつではなく、いくつかの要因が複雑にからみ合っているんです。〝痛み〟が、また〝次の痛み〟をつくるからね。**要因のすべてを知ることはできないし、それぞれの要因がどのくらいの割合で関与しているかは人によって違うし、調べることもできません」

私たちは先生のひと言ひと言を聞き逃さまいと集中する。

「一病一因といって、ひとつの病気や症状はひとつの原因で起こる、ほとんどの人がこの思い込みにとらわれています。みなさんだけではない、医療関係者もね。

でもね、実際は**一病多因**なんです。原因のすべてを正確に知ることはできません。そのことがわかった時、どうしたらいいと思いますか？」

（どうすればと言われましても…）

「**原因について考えるのをやめる**ことです」

先生は、はっきりと力強く言った。

「え？　だって原因がわからなければ治らないんじゃないですか！」

理島さんが先生に負けないような強い口調で反論する。

「原因がわかったからといって治るとは限りませんよね。肺がんの原因が喫煙だとわかったとして、それで？　わかれば治りますか？」

（それはそうだけど…）

「今までの人生でいろいろな体調不良を経験されてきたと思います。すべて原因がわかったから治ったんですか？　中には原因究明が治癒に必要な病気もあるでしょう。でもね、**腰痛に関しては原因がわからなくても改善するから**」

「うーん。わからなくていいと言われても……」

みんなの気持ちを理島さんが代弁してくれた。

腰痛は自分で治せる。原因はわからなくてもいい

「『わかる』というのは快感で、『わからない』というのは不快です。でも、その不快さを受け入れてもらいたいんです。『原因を知りたい』という思いが強いからこそ、いい加減な情報に簡単に飛びついて振り回されてしまうんです」

先生はなにかを思い出すようなしぐさをした。

「そうやね、たとえば……腰痛の原因はすべて『かかと』にあった、という話を聞いたとしましょう。信じますか？」

全員が首を横に振る。

「信じませんよね。でも、それを言ったのが医者で、専門用語たっぷりに解説、最新の大発見ということでマスコミに取り上げられ、治ったという体験談がたくさんあり、その中にはよくテレビでも目にする有名人もいて、特別な治療法で予約は数か月待ちだとしましょう。こうなると、みなさんどうでしょうか？

医者、有名人、マスコミ、最新、大発見、専門用語、体験談、特別な治療、予約は数か月待ち……。私たちはこういったものにほんまに弱いんです」

（ああ、確かにそれはそうかもしれない）

「もともとわれわれ人間は、簡単に洗脳される生き物です。それに加えて、病気や痛みを持つ人はわらにもすがりたい。みなさんだって、医者は正しい、専門家は正しい。病気や痛みは病院や治療院で治してもらうものだと思い込んでいませんか？」

（えっ？　それって…思い込みだったの？）

「**腰痛は風邪と同じ、自己限定性疾患です。自分で治せます**」

佐野先生はきっぱりと言い切った。

「はい、寝たきり三年を自分で治したひとりです」篠原さんがとびきりの笑顔で言う。「自分だけで治したわけではないけどね」

「**自分で治せる。そして原因は正確にわからなくてもいい。**まずはこの二つをしっかりと胸に刻みこんでください」

想像もしなかった先生の話に、私たちは全員目をぱちくりさせるばかりだ。

ゆがみや噛み合わせについての疑問

「先生、結局、腰は悪いってことなんですか？　悪くないってことなんですか？」

しばらく黙っていた熊澤さんが口を開いた。

「悪いか悪くないかを論じるためには、そこに明確な基準が必要なんです。なにをもって悪いというのか、なにをもって悪くないというのか？　その基準はなんだろう？

基準は痛みの有無であることが多いのですが、その場合、痛みの頻度や強さにも基準が必要です。たとえば、一年間にほんの一瞬でも腰になんらかの痛みを感じるかどうかが基準なら、ほとんどの成人は腰が悪いってことになるよね」

（うーん、なるほど。じゃあ逆にもし、「三日以上の欠勤を一年に三回以上」というのが基準なら、腰が悪い人の数はぐっと減ることになるってことか…）

「あの、先生……」立花さんが自分の頭を整理するかのようにゆっくりとした口調で質問する。「私、今まで骨盤のゆがみが原因だとかバランスが悪いだとか、ずいぶんといろんなことを言われたの。それは腰が悪いってこととはまた違うのかしら？」

「これも同じく基準の話です。なにが正常で、なにがゆがんでいるのかという明確な基準があること。そのうえで、ゆがみが強ければ強いほど腰痛が多い、または痛みも強いという相関関係が必要ですわ。でもね、世の中をよく見てください。腰が丸くなった農家のおばあちゃんは、みなさんよりずっと元気に農作業をしていらっしゃいますよ」

先生は、立花さんにあわせてゆっくりと説明していく。

「側弯症という病気もあります。あきらかに背骨がゆがんでいますけど、みんながみんな腰痛で動けないわけではありません。ちなみのこの方は側弯症です」

先生はレントゲン写真の一枚を指さした。

「バランスの悪さに関してもそう。もともと、人間はね、心臓が少し左に寄っていて、肝臓が右にある、左右は非対称なんですよ。私は、脳梗塞後の半身マヒの患者さんをたくさん診てきました。明らかに左右は非対称ですが、みなさんに腰痛があるわけではありません。腰が痛い人もいれば、肩が痛い人もいる。マヒしている側が痛い人もいれば、マヒしていない側が痛い人もいる。それに、まったく痛くない人もいらっしゃいます」

（そうか〜。もし左右非対称が痛みの原因なら、からだの片側に障がいがある人は全員腰が痛いはず。義足のパラリンピック選手は全員腰痛ですか？……って話だよね）

「ゆがみ、ズレ、左右のバランス。こういうことを言う医者や治療者がおったら……いや、これ以上は言わんとこ」先生は笑って口をつぐんだ。

「じゃあ、歯の噛み合わせも……」立花さんがおずおずと質問した。

「噛み合わせと腰痛の程度との関連を調査する大規模調査、それが行われてはじめて関連性が証明されます。ちょっと考えてみてください。今より腰痛の少なかった昔の時代に生きていた人は、今を生きる私たちより噛み合わせが良かったと思う？　歯の矯正などしない時代、しない国では腰痛が多いのかな？」

小鹿さんがなんとか聞き取れるような小さな声で言った。

「腰が悪くないなら心因性なんですか？」

「いえいえ、違います。心因というより、あえて言うなら脳の影響ですけど、だからといって脳が原因というのもちょっと違う。う〜ん、なんて言うたらええんかな」

わからないことを受け入れる

「あのね、もう一回言うね。原因のすべてを正確に知ることは誰にもできないんです。もしかしたら今はまだ発見されてない未知の物質Xが関係してるかもしれへん。原因についてあれこれ考えること自体が、腰への注意を高めてしまいます。原因探しは研究者に任せておいて、私たちは、**今、なにができるか**、そっちを考えましょうよ」

先生は私たちを諭《さと》すように、ゆっくりとした口調で言った。

「う〜ん、そうなのかもしれないけど……」

理島さんは眉をしかめますます渋い顔になった。私も、ほかのみんなも、いまひとつ納得していないのは明らかだった。

先生はおもむろに立ち上がり、本棚からファイルと冊子を抱えてきた。そして、少し乱暴に私たちの前に広げた。

「これはね、医学研究の信頼性を検証する国際的研究グループ、コクラン共同計画により作成された腰痛に関するシステマティック・レビューの一部。こちらはニュージーランドとヨーロッパの腰痛診療ガイドラインです。現時点でもっとも真実に近い情報だと言ってもいいでしょう。どうぞ納得できるまでご自分で調べてみてください」

目の前に散らばったファイルの中には英語で書かれているものがたくさんあった。

「原因を知りたい、納得できないと言いながら、みなさんはご自分でなにをやりました？　よく考えもせず、調べもせず、本やテレビの情報、医者や治療者などの専門家の言葉をうのみにしているだけですよね。治したいと言いながらご自分でなにをやりました？　お金を払って誰かに治してもらおうとしただけですよね？　いったい誰のからだなのですか？　ここで少し考えてみましょう。ちょっと休憩しますね」

早口でそう言うと佐野先生は部屋を出て行ってしまった。残された私たちの間に微妙な空気が流れた。

実習──「今、ここ」に集中

「こんにちは。失礼します！」

静まりかえった部屋に突然声がしたかと同時に、ひとりの年配の男性が入って来た。頭のてっぺんが見事につるつるのおじさん、いや、おじいさんを篠原さんがうれしそうに出迎える。

「仙道さんです。このプログラムの三期生でしたよね？」

仙道さんは、まるでお寺の和尚さんのような柔和な笑顔で自己紹介を始めた。

「私が腰痛だったのは、頭がガチガチの公務員の時でね。最初、ここで瞑想っていわれた時には変な宗教か思いましたよ。腰痛で瞑想って、いかにも怪しいでしょう？　でもやっているうちにすっかりはまりまして、今ではこうして人にお伝えするようになりました」

(瞑想？　このおじいさん、瞑想の先生なんだ…)

「私は、二十年来の腰痛持ちで手術経験者です。佐野先生のおかげで、いや、そう言うと怒られちゃうんだな。グループの仲間のおかげで今は腰痛はありません」

仙道さんの声がけで、私たちは輪になって座り、みんなで手をつないだ。

「最初は、ちょっとした遊びをやってみますね。なにかを感じたら教えてください」

私は右手を立花さんと、左手を理島さんとつなぎ、両方の手のひらに意識を集中させた。すると、温かいものが右手から入って来て、左手から出て行ったような気がした。

——おおっ、なにこれ！　この不思議な感覚は⁉

「さあ、右まわりだったか、左まわりだったか、どちらでしょう？」

「……もしかして、右まわりですよね？」

私がおずおずと言うと、立花さんが「そうそう」とうなずいてくれた。理島さんと上杉さんは、よくわからないなあ、というふうに首をひねっている。

「はい、もう一度いきますよ」

今度は左手から右手へ、はっきりと感じた。こんなことをなん度か繰り返した。

「今ね、とても集中したでしょう？　私たちは、次から次へといつもなにかを考えています。この『思考のおしゃべり』を止めるコツは、考えるのをやめて、感じることに集中することなんです」

仙道さんの声はとても穏やかで心地よく、私の心にすんなり入ってくる。

「最初は、呼吸に集中してみましょう」

私たちは、「ひとーつ、ふたーつ……」と呼吸に集中する練習をした。

「次は、自分の思考を観察する練習です。みなさんは小高い丘の上に寝そべっていて、『思考』という雲を観察しているとイメージしてください。次から次へと新しい雲が生まれ、風に流されては消えていく。それをただ、ただ見ているだけ。その思考がどんな内容であっても、とらわれない、まきこまれない、ジャッジしない。するとやがて消えていくのがわかるでしょう」

しばらくの間、静かな時間が流れた。

その後、歩きながら足の裏の感覚に集中するトレーニングを行った。

「瞑想は座って行うものばかりではないんです。歩いていても、お皿を洗いながらでもできます。『思考』を客観視すること。これが習慣になると、痛みに対しても、怒りや不安などの感情に対しても、動じることなく冷静に対処できるようになります」

瞑想が腰痛に効くのかと問われればなんとも言えないけど、これはこれで人生の役に立ちそうだと私には思えた。

現時点での第一級のエビデンス

気がつくといつの間にか佐野先生が部屋に戻って来ていた。

「さきほどは……ちょっと言いすぎましたね。ごめんなさい」先生は少し反省した様子で切り出した。「私たちはリテラシー教育を受けてないからしかたないんですよね……」

（リテラシー……って、なんだっけ？）

「リテラシーとは情報を読み解き活用する能力のことです。テレビなどのメディアで言っている情報の真偽を見抜き活用する能力がメディアリテラシー、健康に関する情報の活用がヘルスリテラシーです。情報というのは玉石混交でね、役に立つものから、害をもたらすものまで混じっていて、これを見わけるのは相当難しい」

先生の話が難しいのと、さっきの瞑想の効果なのか、私は急に眠気をおぼえ始めた。

「そこを見分けるためにも、最低限の科学的根拠については知っておきましょう。科学的根拠、エビデンスとも言いますが、その中にも信頼度というレベルがあってね。もっともレベルが高いのは、ランダム化比較試験など信頼度の高いデータをメタアナリクスなどの手法を使って作られたシステマティックレビューです」

私は先生の話にまったく頭がついていけない。

「さきほどお見せしたコクランレビューはね、世界中から信頼度の高い研究を集めて、その研究をまた解析して、一件のレビューを作成しているわけ。何十、何百、何千件の論文、時には何万ページの論文のデータを集めてやっと一件。医療の質を高めたい、患者さんに害のある医療は許さない、という科学者たちの努力と熱意の結晶なんですわ」と先生がそこまで言った時だった。「あ〜あ」ついうっかり大きなあくびが……。

——しまった！

そう思った瞬間、先生とばっちり目があった。

「神崎さん、リラックスが上手になったよね」

「すみません……」

「いやいや、退屈なのはよくわかります。だって、これ、医者や治療者でも知らん人がたくさんおるからね。ほんまは、専門家だけが知っていればいい話なんですよ」

そして、先生は一呼吸おいてからこう言った。

「そやけどね、**自分の大切なからだは自分で守る**。そのためには知識と知恵が必要です。科学でわかることはこの世界の一部です。最高レベルのエビデンスかて、時代とともに変わるでしょう。科学を妄信したらアカン。かといって、無視するのも違う。安心して病院に行ってほしいし、主治医の先生を信頼しましょうって言いたいのよ。でも、現状は……」

先生が静かに首を横に振った。

「まったく同じ症状を持つふたりの腰痛患者さんが、別々の整形外科を受診したとしましょ。ひとりはすぐに痛みから解放され、もうひとりは慢性化、ひどい時には『手術』を繰り返すようになる。どの医者に、どんな説明を受けるかによって、その後の人生が変わってしまうんです。残念ながら、それが今の日本の状況でね……」

（そう言えば、病院選びも運のうちだと聞いたことがあるなぁ）

「でもそこに、知識と知恵があれば、運まかせにはなりません。まずは絶対的な正解はないと知ること。そして、絶対的がないなら、相対的に考えます」

（絶対？　相対？　またまた話が難しい）

「より役に立つ、より害のない考え方や治療法を選ぶこと。そして、選ぶためのひとつのものさしが科学的根拠です。いいですか、**科学的根拠をうまく使ってください**」

理島さんは身を乗り出して話を聞いている。理島さんって難しい話が好きなんだね。

「現時点でもっとも科学的根拠の信頼度が高い腰痛の治療法はね……」

先生はもったいぶっているのか、ニヤニヤしたままだ。

「**運動と認知行動療法**。認知行動療法というのは、腰や腰痛に関する不適切な考え方や行動を変えるという方法で、まあひと言で言うと、みなさんが受けているこのプログラムそのものです」

(ええ！　そうなの？　そんな大したことはやってないと思うんだけど…)

「理島さん、根本原因である腰は治さなくていいのかという質問に対して、答えはこれでよろしいでしょうか？」

先生が理島さんに確認すると、

「はい。画像診断で目に見えることと痛みには関連性がないこと、腰痛には複数の要因が関係し、すべての要因とその割合を正確に知ることはできないこと、原因がわかったとしても治るわけではないから、原因探しはやめて今できることをすればいい。その際のターゲットは腰ではなくて、腰に対する『認知』と『行動』ってことですよね」

理島さんがこのやたら長くて眠い話を一気にまとめてくれた。

「ほかのみなさんはどうですか？」先生はひとりひとりに視線を配る。

「痛みをなんとかするには、**とにかく動いていい気分**って話だろ」上杉さんが自分に言い聞かせるようにうなずいた。

治してしまったらもったいない

プログラム終了後、私は瞑想を教わった仙道さんに「さっきの右まわりや左まわりの不思議な感じがとても気持ちよかったです」と感想を伝えた。

仙道さんは、「そう」と笑い、「じゃあちょっとそこに横になってみる？」と言った。

私が横になると、仙道さんが〝なにか〟を施した。すると、私のからだが勝手に動き出す。

——わぁ〜、なにこれ！

自分の意思とは関係なく、肩がくるくるまわったり、腹筋がひくひく動いたりする。生まれてはじめての体験に興奮する。仙道さんは特別な能力を持つ人に違いない。

——すごい、すごい！　こんなにすごい力があるなら、腰痛くらい簡単に治してくれそう！

「仙道さんなら私の腰痛を治せるんじゃないですか？」

私は期待を込めて聞いてみた。すると、

「ええ、私は神崎さんの腰痛を治せるかもしれませんね。……それで？」

（え？　それでって？　治せるなら治してほしいですけど？）

「それで、もしまた腰が痛くなったらその時はどうするの？」

（どうするもこうするも、その時はその時でしょ？）

「私がどこにいるか探します？　私が見つからなければほかの先生を探すの？　その先生が治せなかったら、また次の先生と探し続けるのかな？」

私はなにも言えなかった。

「私はね、自分のからだとのつき合い方は、その人の大事な課題だと思っているんですよ。東洋医学には、小宇宙、大宇宙という考え方があってね、からだが小宇宙なら、自分のいる世界は大宇宙。小宇宙と大宇宙には相似性があってね、あなたとからだとの関係は、あなたと世界との関係に通じるものがあります。

あなたがからだを好きになれれば、自分のいる世界も好きになれる。自分のからだを自分で治せたという自信はね、ただの健康面だけの自信じゃないの、あなたの人生全体の大きな自信になるんですよ。せっかくこうやってプログラムに参加しているんです。私が治してしまったら、もったいないでしょ？」

そう言って仙道さんは静かに笑った。

――治したらもったいない？

その意味が私にはよくわからなかった。

無知の知

帰りに駅前の本屋さんに寄ってみた。小学生の頃、お小遣いを握りしめてよくこの本屋さんに通った。私はＳＦや推理小説が好きだった。たくさんの本に囲まれると、子どもの時のあのワクワクする気持ちがよみがえり、懐かしさが込み上げてきた。

健康書のコーナーをのぞくと、数えきれないほどの腰痛関連の本が並んでいた。私はさっき佐野先生が言った言葉を思い出した。

――それぞれの専門家が、節穴のような小さな視野で個々の原因論を語る……。

私は今日のプログラムで、腰痛の全体像はだれにもわからないことを知った。

「これが効く！」「絶対治る」「〇〇しなさい！」……。思わずすがりたくなるような勇ましいタイトルの腰痛本をちょっと一歩引いた気分で眺めながら、私はまるで自分が昨日までの自分ではないような気がしていた。

翌日、夕飯を終えた私が茶の間でぼーっとテレビを見ているところに父が帰って来た。父はカバンから一冊の本を取り出すと、私の前に置いた。勇ましいタイトルの腰痛本だ。

「となりの部署の人にこの本をすすめられたぞ。この先生のところに行ってみたらどうだ？そんなに遠くないみたいだし」

一応手に取ってみる。〝腰痛は骨盤のゆがみが原因〟という内容のようだ。ぱらぱらっとめくると、でたよ、左右は対象でなければならないって。

――はい、ゴミ箱行き決定。この本は……一三〇〇円か。もったいない。一三〇〇円あったら美味しいランチが食べられたのに……。

そんなことを思いながら本を机に投げ捨てるように置いてしまった。そんな私の態度が父の逆鱗に触れた。

「なんだ、その態度は。せっかくお前のために、買ってきてやったのに」

「ええ？　別に頼んでないし」つい、小学生のような答え方をしてしまった。

「お前はそうやって、やってもらったことにちっとも感謝しない。だから、バチがあたってそんなからだになるんだ」

（そんなからだって…）

「お前は自分ではなんの努力もしないで、ただ痛い痛いって言ってるだけだ。治そうという真剣さが足りないんだ。一生それでいいのか？　このまま寝たきりになるぞ」

――ひどい！　そんな言い方をしなくても。

じわっと涙がこみ上げる。でも、なにも言い返せなかった。

――私だって、好きでこんなからだになったわけじゃない。なんで、こんなに治らないかと自分を責め、一番イライラしているのは私なんだよ。一番情けないのは、私なんだよ。今まで一回数千円する整体や鍼灸治療になん回通ったと思ってるの？　からだを壊してまで働いて貯めたお金はすべて治療費に消えたの。これ以上効果があるかないかわからない治療に使えるお金はないんだよ。もう、新しい治療に期待してがっかりしたくないんだよ。

私は逃げるように自分の部屋に入って布団をかぶって泣いた。両親は、私の存在がうっとおしいに違いない。三十歳直前で、独身で、腰が悪い娘。妹はさっさと結婚して、孫まででさて、いつも両親を喜ばしている。それなのに私は……ただ迷惑なだけの存在。そんなふうに思われていることが耐えられない。もう嫌だ。こんな家は一日も早く出て行きたい。

——じゃあ、どうしたら家を出られる？

まずはお金が必要だ。そのためには働くしかない。佐野先生の話を信じるなら、私の腰は悪くない。悪くないなら働けるはず。でも、でも……仕事に就いて、また痛くなるのがやっぱり恐い。

3週目
痛みをコントロールする方法

実習──身体を動かす、イメージする

受付に置かれたメッセージボードには〈中へどうぞ〉と書かれていた。カーテンの向こう側から聞き覚えのある音楽が流れてくる。ちょっとだけ不思議に思いながら部屋に入ると、トレーニングウェア姿の佐野先生が上杉さんといっしょにスクワットで身体を動かしていた。

佐野先生は私と目が合うと、

「神崎さん、この一週間はいい気分で過ごせましたか?」

と尋ねた。私は首をひねりながら、

「う~ん、あまり……。でもまあ、痛みは少しましだった気がします」

と答えた。

前回と同じように音楽に合わせて部屋の端から端へと歩く。今日は、その場で足踏みをしたり、右足や左足を順番に前に出したり、頭の上で手を叩いたりと、簡単なエアロビクスのような動きが加わった。私はこういう動きに抵抗はないけど、おじさんにはどうなんだろうと少し気になってまわりに目を向けると、意外にも上杉さんは楽しそうにリズムにのっていた。上杉さんとは反対に、理島さんと熊澤さんはいかにもイヤイヤやっているように見えた。小鹿さんは、なんの表情もないままイスに座った状態で手だけを動かしている。その後は、先週と同じくスクワットなど、自分に与えられたメニューをこなしていく。

そして、最後は先週仙道さんから習った瞑想の練習。呼吸、思考の観察、そして歩く。少しだけ、今ここに集中することが上手になったような気がする。

ハッピー&ニュー

「今日も全員がそろいましたね！　ありがとうございます。さあ、この一週間のハッピー&ニューを教えていただけますか？」

佐野先生はジャージ姿のままだ。

「今、いい気分だよ、からだを動かすのは気持ちいいな」

青いスポーツウェアに身をつつんだ上杉さんがタオルで汗をぬぐいながら言った。

先生は、引き続き私たち全員のハッピー&ニューを聞いていく。最後は黒のジャージ姿の熊澤さんだ。

「熊澤さんはいかがでしたか?」

「う~ん、まあ、腰の調子はいい方でした」熊澤さんは、少し無愛想に答える。

「腰のことは聞いてないいんやけどね」と先生がにっこり笑う。

――あっ! そういえば私もさっき、「いい気分で過ごせましたか?」と聞かれ、痛みについて答えてしまった。本当にもう……私って腰痛のことばかり考えているんだな。

「ハッピー&ニューはねぇ、都会の夜空と同じなんですよ」

(都会のヨゾラ?)

「都会で夜空を見上げると最初は星がひとつかふたつしか見えません。それでもね、じっと見続けているとだんだん眼がなれて、時間とともに数えきれへんくらいの星が見えるようになります。ハッピーなことも同じ。最初は少ししか見えへんけど、なれてくると最初からそこにたくさんあったことに気がつくんですよ」

無力ではないと信じる

「さてと、今日は三回目になりますけど、ここまでの話でなにかご質問はありますか?」

先生の問いかけに、待ってましたとばかりに上杉さんが口を開いた。

「先生、実はさあ、先週はなんだか痛みが強くて参ったよ。〝とにかく動いていい気分〟といっても、痛い時にどうやって動くんだよ、どうやっていい気分になるんだよ。そんなの無理じゃないか」

立花さんも悲しそうな声で佐野先生に訴えかける。

「そうよ、先生。痛みが襲ってくるとただじっと耐えるだけ。強いお薬を飲んで、少しでも痛みがましになるのを待つしかなくて、私にはどうしようもできないの。人間は痛みの前では無力なのよ」

先生は、うんうんと深く二度うなずいた。

「そうですよねぇ。痛みは人間にとって最大の苦痛と言ってもいいのかもしれません。中には命を絶つ方もいらっしゃいますから。そういえば、私の妻がえらい難産でね、あまりの痛みにだんだん正気を失って、最後の方は『殺してくれ〜』と叫んでましたよ」

(ひえ〜、そんなに痛いの？　腰の悪い私には出産は絶対に無理だな…)

「陣痛は痛みの理由が明確で、終わりが来ることが決まっています。そやから耐えられるのでしょう。慢性の痛みは理由が明確ではなく、終わりが見えません。精神的な苦痛をともない、その精神的な苦痛がまた痛みを悪化させるという悪循環。人は痛みには無力やと言いたくもなりますよね」

立花さんがそっと目を伏せた。

「でもね、それでも私は、無力ではない、**できることはたくさんある**と信じています。精神的な苦痛が痛みの感じ方を強めるなら、安心やリラックスは痛みの感じ方を弱めます。最近では、からだを動かすことや瞑想の効果もわかってきています。できることはなんでもやってみましょう。私が知っていることはぜんぶお伝えしますから」

先生は強い意志のこもった目で私たちを見つめた。

実習――痛みへの対処法

「先生、ぼくの場合はみなさんとはちょっと違って、問題は今の痛みではないんです。二度とあの激痛を起こさないように、このプログラムに参加しているんです」

理島さんの言葉に私は強く共感した。そう、私も同じだ。今のこの程度の腰下肢痛なら生活はできる。ただ、あの激痛はもう嫌だ。二度と経験したくない。だからそうならないためにも今のうちにきちんと治しておきたい。

先生は私たちの顔を見てゆっくり語りかける。

「わかりました。生きていればこれからも〝腰痛〟になることはあるでしょう。でもね、大丈夫なんですよ。痛みの強さは自分である程度コントロールできるようになりますから。

そしたらこれから、激しい痛みが起きた時の対処法を練習しましょう」

先生はイスから立ちあがった。

「強い痛みを感じるとからだにギューッと力が入りますよね？　それはからだを守るためのメカニズムなんです。たとえばケガをした時に動くとケガの範囲が広がり、出血がふえるでしょう？　だから、『動くな！』という命令が脳から出るんです。でも、腰痛はケガではありません。考えてみてください。くしゃみをしただけ、前かがみになっただけでケガすると思いますか？」

（たしかに腰痛はケガではない…）

「からだに力が入るということは筋肉が緊張するということです。筋肉の緊張が高まると、筋肉や筋肉を包む筋膜に無理な力が加わって痛みはさらに増加します」

（そうか、からだを縮めて痛みに耐えているのは逆に良くなかったんだ…）

「それから、驚き、不安、恐怖、焦りなどの感情が暴走して、脳がパニックを起こすんです」

（まさにそんな感じ。どうしよう、どうしようって焦っちゃって…）

「**まずは落ち着くことです。**『大丈夫、落ち着け。大丈夫、落ち着け』と三回声に出して自分に強く言い聞かせます。そして、できる限り楽な姿勢をとります。

さて、やってみましょうか？」

先生の呼びかけで、みんなが思い思いの姿勢になる。私はソファーの上で横になった。

「ゆっくりと長く息を吐きます。口から細くて長い透明な糸を吐き出すイメージをつくってください。そして、息を吐く音を聞きます。糸を切らさないように、できるだけ長く息をつなぎます」

先生の言うとおりにやってみたら、とても長い時間息を吐くことができた。今まで、こんなに深い呼吸をしたことはなかったかもしれない。

「息を吐ききったらしばらく呼吸を止めます。そのあと、息は吸うのではなく自然に空気が入って来るのにまかせます」

静まり返った部屋の中で、自分の呼吸の音だけがはっきりと聞こえる。いつの間にかとても集中していて、一瞬自分が今どこにいるのか忘れそうになったくらいだ。

「次は、痛い部分に手を当ててましょう。**なでたり、さすったり**してください」

私は痛みのある左の腰から太腿の外側をさすってみる。

「私たちはどこかが痛い時に、手を当てる、なでる、さする、という行為をしますよね。これは、興奮した神経を抑制する効果があるんです。**なでる、さする、の次は、ゆらします。**手足の末端をゆっくりゆらしてみましょう。もし、痛くて足が動かせないなら、手だけでもいいです。手首の力を抜いて手をゆらしたり、軽くグーパーさせてみましょう。とにかくじっとしないでからだの一部分をリズミカルに動かし続けるんです」

佐野先生と篠原さんが順番にみんなの身体に触れながら丁寧に指導してくれる。

——へえー、こんなにやさしい動かし方でいいんだ。

「まれに無理に動かしすぎて、わざわざ痛みを強くする人もいるからね、あくまで、なでる、さする、ゆらす程度から始めてくださいね」

実習はしばらく続いた。こんなふうになにをすればいいのかを知っていると安心する。

激痛は脳の暴走

「ギックリ腰は、腰の筋肉の強い緊張によって起こります。原因は腰ですけど、それが必要以上の**激痛になるのは脳が暴走するから**です。脳のパニックと言えばわかりやすいやろか？　脳がつくり出す痛みには限界はなく、どんな激痛にも起こり得ます。中にはからだが完全に固まってしまって、手を挙げた姿勢のまま救急車で運ばれる人もおるんよ」

佐野先生の説明にみんな同時に顔をしかめる。全員が腰痛、しかも激痛の経験者だけにその状況がリアルに想像できてしまうのだ。

篠原さんが雰囲気を変えるようにやさしい口調で言った。

「大丈夫ですよ。そういう方はたいてい腰痛の初心者さんだから。慣れていないからパニックになるの。みなさんは腰痛のベテランさんだからそんなことにはなりません。安心してくださいね」

（腰痛のベテラン？　あまりうれしくないんですけど…）

「脳の暴走には、〝不安〟と〝恐怖〟が関係しています。そやから、ギックリ腰は足がつったのと同じで、腰がつったようなものだと知ることと、その時になにをしたらいいのかを理解しておくことが大切です。そうすれば落ち着いて対処しやすくなり、耐えられないほどの激痛にはなりません」

そして先生はこう念を押した。

「ただし、中にはごくまれに危険を知らせる激痛もあります。まずは落ち着いて、それでもなにかおかしいと感じた時には、医療機関を受診してくださいね」

意識できるのはほんの一部

「次は……少し暗くしますね」そう言うと先生は部屋の照明を消した。

「こうしている間にも脳はたくさんの情報を受け取ってます。五感と言われる外界からの情報、体性感覚と言われるからだの内部からの情報。その情報量はあまりにも膨大で、全部を意識することはできません。ある説によると、感覚器官を通じて脳が取り込む情報量毎秒約一一〇〇万ビットに対し、意識にのぼるのは毎秒十六ビットを下回るのではないかと言われています」

先生はいつの間にか持っていた懐中電灯をつけると、明かりを小さく絞って一点を照らした。

「たとえばね、この部屋の中全体が、脳が受け取るあらゆる情報やとしましょ。意識に上るのはちょうどこの懐中電灯が照らしているくらいの小さな範囲です」

先生は、ホワイトボードに〈車の音〉と書いた。

――車の音？　なんだろう？

耳をすますと、たしかに外を通り過ぎる車の音が聞こえた。

「外の車の音が聞えますか？　ずっと前から車の音は存在しておったし、聴覚神経はそれをキャッチしておったでしょう。でも、意識には上りませんでしたね。私が〈車の音〉とここに書いたことで、みなさんの懐中電灯がこんなふうに動いたんです」

先生が、ホワイトボードの〈車の音〉という文字を懐中電灯で照らした。

「そして、意識に上りました。ここまでいいですか？」

（なるほど、そういうことか…）

「この懐中電灯の動きは、無意識で自動的に行われています。たとえば、どんな内容の情報でも、刺激が大きければ必ず意識に上る――」

そう言って先生は机の上を手のひらでたたくと、大きな音が部屋中に響いた。

次に先生はホワイトボードに〈痛み〉と書き、その二文字に懐中電灯の光を当てた。

「痛みには必ず意識が向きます。痛みは危険を知らせる情報なのでこれは当然です。そして、痛みがある限りここを照らし続ける。でも、こうしたらいいんです」

先生は懐中電灯の絞りを調節して照らす範囲を拡大した。

「**痛みだけに集中するのをやめて視野を広げる**んです。痛みはあるけれども、同時にいろいろな情報がある。ほら、光が拡散されて薄くなったでしょう？　痛みへの注意が拡散されると痛みも和らぎます」

痛みだけに意識を集中させないこと

部屋に明るさが戻った。

「**痛い時に同時に他の情報を入力**すればいいということです。『痛みを鎮めるしくみ』が元気になるような、いい気分になれることがいいですね。なにができるか、みんなでいっしょに考えてみましょう」

「それが、お笑いのＤＶＤを見る、ということですか？」理島さんが真っ先に言った。

「ええ、視覚と聴覚からの入力、それと楽しい気分になれますね」

「ケーキを食べるとかでもいいんですか？」と私も続いた。

「味覚では甘味に鎮痛作用があるようです。でも食べ過ぎたらアカンよ」

「ああ、だからマッサージがいいわけか」と上杉さんが妙に納得したように言った。

「はい、気持ちのいいマッサージはとても効果的です」

「それじゃ、歌を歌うってどうなのかしら」思いついたように立花さんがつぶやいた。

「自分の歌声でうっとりいい気分ですね」

「そんなに上手じゃないわ」立花さんが小さく笑った。

「イメージするだけでもいいのよ」篠原さんも話に加わる。「私はダンスが好きだったから、よく頭の中で踊っている様子をイメージしていたの」

「ようするに、なんでもいいってことかい？」上杉さんが軽い口調で言うと、先生がそれに明るく応えた。

「そうそう、ちょっとエッチなこと考えるとかね」

「先生――」すかさず篠原さんがたしなめるように制した。

「いや、ほんまに。痛覚と性的快感というのはね……」と言いかけた先生の言葉を篠原さんが遮った。

「先生、その話はいいから。みんなびっくりするから」

「そお？　みなさんも聞きたいと思うけどなあ。まあええわ。とにかく、痛い、痛いとそればっかりを考えないで、なんでもええから他の行動をすることです」

「でも、それって単にごまかしているだけじゃないんですか？」熊澤さんは少し不満そうだ。

（熊澤さん、真面目だなぁ。そこ、エッチな話に食いついていこうよ）

「まあそんなふうにも感じますよね」と先生がさらりと受け止める。

「う〜ん、そういう表面的なことじゃなくて、なんていうのかな？　もっと根本的なことが必要な気がするんですよね」と理島さんも真面目なコメント。

「もっと根本的なことね、はい、ありますよ。それはあとのお楽しみです」

先生の言葉に、私たちは期待してうなずいた。

実習――痛みの観察者になる

先生は、今度はホワイトボードに、

〈痛み＝主〉
〈自分＝従〉

と書いた。

「からだのどこかに痛いところがあると気になりますよね。なんで痛いのか？　どこが悪いのか？　どうすればいいのか？　頭の中は痛みのことでいっぱいです。

そして、痛みのご機嫌をうかがうように、おそるおそる行動するわけです。まるで痛みが主人で、自分が痛みの従者かのように。

主導権が痛みにあると痛みに振り回されて、自分は無力だと感じます。その状態が続くと、学習性無気力といって、ますます自分にはできることがないと感じ、痛みの被害者になってしまいます。ここをひっくり返すんです」

先生は、〈痛み＝主〉〈自分＝従〉に大きくバッテンをつけると、こう書き直した。

〈自分＝主〉
〈痛み＝従〉

再び実習が始まった。先生に楽な姿勢を取るようにうながされ、私たちはさっきと同じようにそれぞれ好きな場所で横になった。最初は呼吸に意識を向ける。

「そしたら、次は痛みに意識を向けてみましょう」

――えーっ!?　だって今までの話だと痛みに意識を向けてはいけないはずでは？

私の疑問に関係なく先生は続ける。

「その痛みを、色であらわすとなに色ですか？」

（色？　そんなこと急に言われても…）

「まず赤をイメージしてみます。次に青をイメージしてみます。赤か青か、あえて言うとどっちに近いですか？　なんとなくでいいんですよ」

（赤？　赤だとしたら黒っぽいどんよりした赤だな。青？　青だとしても、やっぱり暗い青。じゃあいっそうのこと黒？　いや、まっ黒ではないな…）

「次はかたちです。みなさんの痛みは、どんな大きさのどんなかたちでしょう？　いろんなかたちをイメージして近いものを探してみてください」

（大きさは腰から足にかけての大きさで、かたちはからだのかたち…。これって、イメージじゃなくてそのまんまだよね）

「まるですか？　さんかくですか？　立体的ですか、それとも平面的？　とがっている、もしくは丸みがある？」

（う〜ん、あえて言うと…楕円形かな？）

「触るとどんな感じがします？」

（触る？　触るの？）

「かたいですか？　それともやわらかい？　暖かい、冷たい、どちらでしょうか？」

（かたいかやわらかいかと問われれば、かたい。触ると全体にトゲトゲしてて、でも、ハリセンボンみたいに鋭いわけではない。そう、金平糖くらいの少し丸みのあるトゲトゲだ。あっ、私…なんとなくだけどイメージできてる！）

「色、かたち、触った感じ。なんでもいいですから、痛みをよく観察してみてください。上から下から横から、いろんな角度から見て、触って観察します」

（う〜ん、なんだか無理やりイメージをつくっている気もしないでもないな）

「その痛みに、『なんか言いたいことはある？』と聞いてみましょう」

（え？　聞いてみるの？　えー？　恥ずかしいんですけど…）

「痛みに質問したら、そのまましばらく待ちましょう。なにかがふっと浮かんでくるかもしれません」

――ねえ、なにか言いたいことはある？

私は、私の痛みに質問してみた。しばらく待つ。待ってみる。でも、なにも起こらない。もうしばらく待ってみる。すると、なんとなくだけど「動きたい」という言葉を受け取ったような気がした。

「次は『なにかしてほしいことはある？』と聞いてください」

――なにかしてほしいことはあるの？

今度はいくら待ってもなにも返ってこなかった。

「はい、ではゆっくりと目を開けてください」

先生の言葉で、いつの間にか目をつぶっていたことに気がついた。

「やってみてどうでした？」

「こういうの、よくわかんないな」上杉さんが苦笑いしながら言った。

「私は嫌いじゃないけど、うまくできたかどうかは……」と立花さんが続く。

「今、やってみたのはね、痛みを観察するということです。これを思い出してください」

先生は、ホワイトボードに書かれた〈自分＝主〉〈痛み＝従〉を指さした。

「みなさんは痛みを観察しました。観察する側とされる側では、観察する側が『主』で観察される側が『従』です。わかりますか？」

（なるほど！）

「痛みを観察対象として客観視できるようになると振り回されないで済む。まるで、じゃじゃ馬を扱う馬方のように落ち着いて冷静に対処することができるようになります」

（たしかに、強い痛みって暴れる馬に似ているところがある）

「頭から痛みのことを追い出せれば一番いいんですけど、痛みに意識を向けないでいることはそう簡単にできることではありません。それやったら、**痛みと自分とを切り離して淡々と観察してみましょう**」

根本的ですぐにできる方法

「さて、では理島さんがご希望の根本的な方法についてお話しましょうか？」

（そうそう、待ってました！）

「実はね……」先生は急にひそひそ声になった。「根本的で、今すぐここで解決できる、すばらしい方法があるんですよ。私はそれを知っているんやけどね」

（なになに？）

「でもなあ……」

（でも、なに？）

「また怒られそうやしな。どうしようかなぁ……」

(怒られる？　なんで？)

「みなさんは、なんやかんや言うてやらないでしょうしね……」

(すばらしい方法ならやるに決まってるでしょ？)

「う〜ん……わかりました。そしたら言いますよ。一回しか言わへんで」

(ああ、もう、そんなにじらさないで！)

「それは……」

(それは？)

「痛みを好きになることです」

「……!?」

一瞬にして場が静まり返った。

「痛みを好きになったら、そもそも治す必要もなくなります。ほらね、今すぐ、ここで、解決したでしょ？」

(なにそれ？　バカバカしい)

「大丈夫かな、この先生？　このプログラム、大丈夫なんかな？　今、そんなふうに思いました？」先生はニヤニヤしながら言った。「その疑問を持つ気持ち、大事にしてください。この世の中には、ニセ医学、ニセ科学というものがあふれていますからね」

花粉症の不思議

「この中に花粉症の方、いますよね？」

先生は唐突に話題を変えた。話の展開についていけないまま、私を含め四人の手が上がった。

「つらいよね。私もね、十年くらい前まで花粉症のひどい症状に悩んでいました。帽子、マスク、メガネで完全防備、もちろん薬も飲んでましたけど、それでもきつかったんです。私は、『思い』や『考え』がからだに与える影響をよく知っていましたから、チャンスだと思って、自分のからだを使って実験してみました」

（それって、人体実験？）

「『免疫』って言葉、みなさん知ってますよね？〝自分と違う異物〟を攻撃し、排除しようとする防御システムのことです。このシステムのおかげで、私たちは細菌やウィルスがからだに入ってきても命をおとさなくてすみます。アレルギーとは、本来は病原性のないものに対して過剰な反応を起こしてしまう現象ですね。花粉には病原性はなく、敵ではありません」

（まあ、そう言われればそうだけど）

「それで私は、からだに話しかけました。『からだを守ろうとしてくれてありがとう。いつも働いてくれてありがとう。あのな、花粉は敵やないよ。大丈夫や。よう考えてみたら花粉て、命の赤ちゃんみたいなもんやろ？同じ生物の仲間やで』と」

先生は真顔だ。

「毎日話しかけているうちにね、症状が出なくなりました」

（え〜、うっそだあ。そんなのうそだよ）

「あのね、花粉アレルギーが治ったわけやないんです。アレルギー検査をすると、クラス三の陽性のままなんですよ。抗原抗体反応は起こっている。そやけど、症状は出ない。免疫系、アレルギー疾患は、心の影響が強い疾患のひとつなので、こういうことは起こり得ますね」

先生があまりにも平然と話すので、私はうっかり信じそうになる。

「まあ、これはあくまで私の体験談に過ぎません。でもね、もしこんな簡単なことでつらい症状がなくなるとしたら、試してみてもいいと思いませんか？　実際に、過去二十名ほどの方から症状がなくなったと報告を受けています。証人がここにもひとり」

篠原さんが「はい」と勢いよく手を挙げた。

「みなさんの今のお気持ち、よ〜くわかります。私も初めてその話を聞いた時、心の中で『うそぉ』って思いましたから。だけど、なんとなく面白そうじゃない？　軽い気持ちで試してみたの。そしたら、ほんとに症状がなくなって、私が一番びっくりしています」

（いやあ…さすがに信じられないな）

「怪しい、信じられないと感じた時には、必ずこの三点を確認してね。医療を否定していないか？　高価な費用がかからないか？　そして、危険はないか？」

先生は指を三本立て、大事なことだと強調した。

「痛みや花粉を好きになることは、まったく費用もかかりませんし、なんの危険もありません。薬を飲むなと言っているわけでも、医療を否定しているわけでもありません。それやったら、**試すだけ試してみたらいい**と思うんです。うまくいかなくても現状維持なだけやからね」

——まあ、それはそうだよね。だまされたと思ってやってみてもいいかもしれない。

いつの間にか私はそんな気持ちになっていた。

やったことがないからこそやってみる

「というわけで痛みを好きになる方法を考えてみましょう」と先生はあらためて提案したが、みんな黙ったままだ。

「そんなこと考えたこともないし……」ひとり言のつもりの私のつぶやきが先生に聞こえてしまった。

「だから、今、ここで、考えてみるんです。**今までやったことがないからこそ、やってみるんです**」口調は力強かったが、先生は笑顔のままだ。

しばらくして立花さんが、首をかしげながら言った。

「**痛みはなにかのメッセージ**だと聞いたことがあるんだけど。そんな感じかしら？」

「なるほど。痛みはなにかを教えてくれるありがたい存在ですね」

うれしそうに先生はうなずくと、発言をうながすかのように小鹿さんのほうに顔を向けた。

小鹿さんは相変わらず消え入るような小さな声で答えた。

「小さい子が泣いているようなイメージで、痛い時に『よしよし』ってすることならできそうな気がします」

「痛みは自分の中にいる小さな子ども。それは愛おしく思えそうですね」

先生は、小鹿さんにこれでもかという笑顔を返した。

――へえ～、小鹿さんよくそんなこと思いつくなあ。

そう感心しながらも、私はまだ納得しかねていた。

「痛みに名前をつけて話しかけるというのが今までに一番よく出た意見なのよ」

篠原さんの言葉に、立花さんが「ふふふ」と反応した。私はちっとも笑えない。

やるかやらないか、その差が大違い

「なんかちょっと」これまで目立った発言のなかった熊澤さんが首をひねりながら言った。

「こういうの、バカバカしいっていうか……」

すぐに先生は、「ええ、そのお気持ちはよくわかりますよ」と笑ったが、場の空気が微妙に変わったのがわかった。

「私だって同じ気持ちです。でもね……」と篠原さんが言いかけて、少し言葉に詰まった。

「……そう、私は家で寝ているだけで時間はたくさんあったから。『大好き、ありがとう、愛している』って痛みに対してそれを呪文のように唱え続けたの。その結果が今の私です。ただ、やるか、やらないか、その差が大違いなんだと思う」

――ふ～ん、さすがに体験者の言葉はリアルだな。「やるか、やらないか」か……。

「腰痛の方はよく腰に爆弾を抱えているようだと表現されますが、みなさんにもそんなイメージがありませんか？」という先生の質問に、理島さんが「まさにそんな感じです」と答えると、みんなもうなずいた。

「いつ爆発するかわからない爆弾を抱えていると思えば、それは恐いですよね。警戒を怠らないようにいつも見張らずにはいられない。危険、嫌い、敵。その緊張感が脳の扁桃体の暴走を生み、『痛みを鎮めるしくみ』を低下させるんです。そやから痛みを好きになるというのは、根本的な方法なんですよ」

しかし、熊澤さんは口をへの字に曲げて納得がいかない様子のままだ。

本気になるのは、自分で決めた時だけ

「このプログラムを始めた当初はね、毎回たくさんの宿題を出してたんです」先生がなつかしそうに目を細めた。

「あー、そうでしたね。そういえば……テキストがありましたよね。課題シートも毎日書いて

提出していた記憶があります。しかもなん枚も」篠原さんも思い出したようだ。

「なにか違う気がしてね。**人が本気になるのは、自分で決めた時だけやから**」

(自分で…決める?)

「どうやらね、治癒に向かう転換点、スイッチが入る瞬間みたいなものがあるようなんです。そのスイッチは人によって違うんやけど、腰痛を自分の課題であると認識して、自分で克服しようと決意したことが大きいように感じるんです」

(自分の課題。自分で克服。私だってそう思ってるつもりなんだけどな…)

「今日は痛みのコントロールについて私が知っているいくつかの方法を紹介しました。与えられたものをどう使うかはみなさんしだいなんです。

痛みが強い時にじっと動かないでいるのか、できる範囲で動くのか、痛みだけに集中するのか他のことを考えるのか、痛みを嫌うのか好きになるのか、痛みに話しかけるのか、そんなバカバカしいことはやりたくないからやらないのか、これらを決められるのは自分だけなんよ。

自分で選択し、決断し、行動する。そして、**行動したことによって初めて自信がつく**んです。これからも痛みには勝てないと思う時もあるでしょう。でも、一秒だけなら痛みをコントロールできると思いませんか? あとはその一秒を二秒に、二秒を三秒にと増やしていくんです。人生は瞬間の積み重ねやからね。私は、みなさんにはそれができると信じていますよ」

私たちひとりひとりを見る佐野先生の目から本気さが伝わってくるようだった。

こうして三週目のプログラムが終わった。

本気になってみる？　私……

帰りの電車にゆられながら、私は今日のプログラムを振り返った。痛みを好きになるなんて今まで考えたこともなかった。

――もし、本当に好きになれたら？　いやいや、やっぱりあり得ないかな……。

私は腰から足にかけての痛みに意識を向けてみた。頭に浮かんできたのは、直線的で黄色のイメージだった。「なにか言いたいことはある？」と聞くと、「疲れた」と返事が返ってきたような気がした。

「神崎じゃない？」

電車を降りて改札口を出たところで声をかけられて、思わず振り向いた。

――あーっ！　中学の時の同級生。たしか名前は……知香だ！

彼女は赤ちゃんを抱っこしながら、二歳くらいの女の子と手をつないでいた。

「久しぶり、今どうしてるの？」

「うん。ちょっとからだをこわして休養中なんだ」

立ち話のままお互いの近況を報告しあっていると、女の子が手を放して唐突に走り出した。

「あぶないよ、そっちは車が」と言いかけようとしたその時、知香が「ちょっとお願い」と赤ちゃんを私に差し出した。

――えーっ！

瞬間、私は躊躇した。赤ちゃんを抱っこするなんていかにも腰に悪そうだ。「私、腰が」と言いかけそうになって、ぐっと言葉をのみこんだ。今はそんなことを言っている場合じゃない。私が目の前の赤ちゃんを受け取ると、知香はあわてて上の子を追いかけて行った。

生まれて初めて抱っこする赤ちゃんは、ぐにゃぐにゃして持ちにくかった。腰から足にぴりっと痛みが走った気がしたが、とにかく落とさないように細心の注意を払うことで精一杯だった。

――お願い、早く戻って来て！

心の中で叫んでいると、腕の中の赤ちゃんが私に笑いかけた。

――か、かわいい。なんてかわいいんだろう。

赤ちゃんにつられて私も自然と笑顔になる。

「ありがとうね」知香が上の女の子を連れて戻って来た。

「うん。赤ちゃんってこんなにかわいいんだね」

「ほんと？　そうだ神崎、休養中でひまなら今度うちに遊びに来なよ」

私たちはメールアドレスを交換して別れた。

赤ちゃんの笑顔は本当に天使みたいだった。だけど、ほんの数分抱っこしただけで、腰の痛みが増した気がする。やっぱり、私には出産や育児は無理だとわかって悲しくなった。

――いや、ちょっと待て。先生は確実に改善すると言っていた。大事なのは、今この瞬間になにができるのかだ。いい気分で過ごすこと？　痛みを好きになること？　本当にそんなことで……？　そんなバカバカしいことに本気で取り組んでみる？　どうする？　私……。

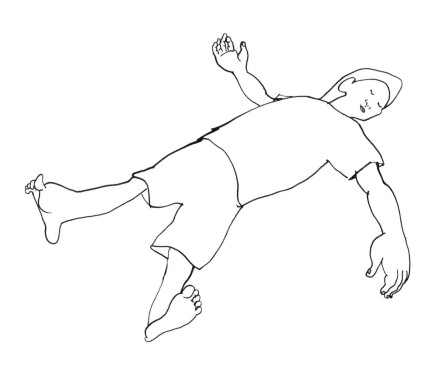

4週目 「思い」や「考え」の影響力

姿勢だけでも気分は変わる

この日はいつものウォーキングの前に、いきなり「笑顔の練習」から始まった。

――笑顔の練習って？　腰痛と関係ないんですけど……。

不満たらたらの私とは裏腹に、篠原さんは相変わらず元気ハツラツだ。

「痛みが強い時にはとても笑えないでしょう？　だけど、それでも笑うの。ただ口角を上げるだけでいいの。ね、痛い時こそ笑ってみましょう」

篠原さんの指導にしたがい、割り箸を横にくわえていることをイメージしながら口角を上げて二十秒保つ。正直なところ恥ずかしい気持ちが先に立って、いい気分になった感じがぜんぜんしない。だけど、心は笑っていなくても、ただそうしているだけで脳はいい気分だと錯覚するのだという。そして、**錯覚した脳は〝痛みを鎮めるしくみ〟を活性化させる**……だって。

「はーい、どうですか？　笑顔をつくるといい気分になりませんか？」

篠原さんが笑顔をつくれない小鹿さんの方を見て、話を続けた。

「でもね……、笑えない時もあるよね。そういう時は思いっきり泣きましょう。泣くなら泣くで、集中して思いっきり泣く。ここ、ポイントです！」

ふーん、泣くのもいいんだ。それなら私も得意だ。そして、ふと篠原さんのことを考えた。健康そのものでうらやましく見える彼女だが、その笑顔の陰にはたくさんの涙があったのかもしれない。私は自分と重ね合わせてそう思った。

それからハイパワーポーズというのを教わった。胸を張って、両手を外に開き、自分を大きく見せる。これを二分間行うだけで体内のホルモンにいい影響があるらしい。これもみんなでやってみた。こっちはあんまり恥ずかしくない。

「気分を変えたい時には**からだから心へのスイッチ**を使うといいのよ。それが笑顔と姿勢、リズム運動。それを全部まとめたダンスは、運動療法の中でもとくにお勧めなの。さあ、音楽に合わせて笑顔でステップを踏みましょう」

篠原さんの呼びかけで、笑顔で両手を大きく広げて音楽に合わせてステップを踏む。私は恥ずかしさに少し慣れて、まわりを見渡す余裕ができた。そして、いかにも無理して笑顔をつくっている立花さんと目が合ったとたん、二人でプッと吹き出した。私たちの様子を目にした上杉さんもいっしょになって笑った。つられて理島さんも笑顔になる。先週はしぶしぶダンスをやっているようにしか見えなかった理島さんも、笑顔のせいなのか楽しんでいるように見えた。

――本当だ。いつの間にかいい気分になってる。

そこで初めて気がついた。黒い姿が見当たらない。

――あれ？　熊澤さん、遅刻なのかな。

その後は、それぞれの痛みのイメージを自由に変化させるというワークをやった。「トゲトゲした灰色」の痛みのイメージを「綿あめのようなフワフワしたもの」に頭の中で置き換えてみたり、痛みが光に包み込まれて溶けていく様をイメージしたりした。先週はバカバカしいと思っていたけど、こうして真剣にやってみるとそれなりに楽しく感じられた。痛みを好きになることはむずかしいけど、以前ほど危険で恐いものではなくなったような気がする。

ヘルニアの手術ってどうなんですか？

「今日は熊澤さん、欠席です」

佐野先生の唐突なひと言から講義が始まった。

「そういえば……」理島さんがつぶやくように言った。「前回、帰りがいっしょになったのでぼくの車で熊澤さんの家の近くまで送って行ったんですよ。なんだかいい病院を紹介してもらったとかで、手術しようかどうか悩んでいましたね……」

（そうなんだ。前から手術にこだわっているなあとは思っていたけど…）

「まあその話を聞いて、ぼくもちょっと迷ったっていうか」理島さんの言葉が終わらないうちに上杉さんが「いやいや、手術は勧めないよ」と手をオーバーに横に振った。

「実際のところ手術ってどうなんですかね？　手術で痛みがなくなったって話を聞くと、やっぱり心が揺れるんです」理島さんが少し申し訳なさそうに言った。

「わかりました。今日は手術のお話をしましょう。椎間板ヘルニアの手術ですけど、手術を受けて良かったという方をたくさん知っています。同じく、手術を受けて後悔している方も知っています」

すかさず理島さんが質問した。

「かなりの人に効果があるのですよね？」

「そうですね。データのとり方にもよりますが、手術後の有効率は七十～九十％というところでしょうか。とくに痛みの強い方ほど劇的な効果が期待できます。ただね、手術してから五年、十年後の長期的な成績を見てみると、してもしなくても変わりません」

「でも劇的な効果があるということは、やはりヘルニアが原因だと言えるのではないですか？」

理島さんが期待をこめて身をのりだす。

「それがそうとも言えへんのですよ。他の要因、たとえば麻酔。皮膚や筋膜、筋肉を切開することの影響。それからプラシーボ効果ね。手術の効果にはこういった他の要因も複合的に関与するからねぇ……」

プラシーボ手術

「えっ？　プラシーボって？　手術が気のせいっていうの？」上杉さんが驚きの色を示す。

「いやいや、気のせいやないです。プラシーボは実際に脳内の物質に目に見える変化を及ぼしますから。手術に限らず人間に対して行うあらゆる医療行為には、必ずプラシーボ効果が働くんです。実際の効果とプラシーボ効果は混ざっていて、その割合はわかりません。

ある人にとってのある手術は、十％がプラシーボ効果で、九十％が実際の効果かもしれない。また別の人の別の治療は、実際の効果が十％でプラシーボ効果が九十％なのかもしれない。そこは、確認しようがないからねぇ」

（プラシーボって…たしか偽薬効果のことだよね？）

「二〇〇二年にアメリカで行われた変形性膝関節症の関節鏡手術の例をご紹介しましょう。これは、膝に関節鏡を入れて関節の中を洗ったり削ったりする手術なんやけど、実際に手術を受けたグループと、ヒフを切っただけのグループに分けての実験が行われました。手術後の痛みや機能を数値化した結果、どちらのグループも違いがなかったそうです」

「それは、効果がなかったってこと？」上杉さんが確認する。

「いやいや、両方が同じくらい改善したんです。つまりね、実際の手術をしようがしまいが、手術をしたから良くなるはずという**『思い』や『考え』が症状を改善**させたんです」

(「思い」や「考え」で症状が良くなるってこと?)

「プラシーボ効果には、法則性があってね、負担が大きければ大きいほど高い効果が期待できます。短時間より長時間、痛くないより痛いもの、塗り薬より飲み薬、薬より注射、注射より点滴、点滴より手術、局所麻酔より全身麻酔による手術。この法則性から推測するとね、手術にはかなりのプラシーボ効果が含まれている可能性があります」

(信じられない。だって、もしそれが本当なら、世間はもっと大騒ぎになるはずだよ)

「痛みは目に見えませんから、手術成績の主な指標は『患者満足度』といって、患者さん自身がどう感じたかという主観的な指標に頼らざるをえません。激痛の人ほど満足度が高い、これもよう考えてみたら当たり前のことですわ。麻酔で痛みがゼロになる。それはうれしいですよね。感謝、感激となれば、脳の『痛みを鎮めるしくみ』はフルに働きます」

(なるほど。感謝、感激か。ここでも結局、ポイントはいい気分なんだ)

「でも……」理島さんは納得しない。「プラシーボ効果だとしたら、効果は一時的ではないですか? 手術をした後もずっと痛みがなくなると聞きましたが……」

「痛みが続くのはそこに悪循環が起きているからです。痛みが次の痛みをつくる。せやから、一度痛みをゼロにすると、悪循環が経ち切れるんですわ」

驚くほど強力なプラシーボ効果

「誤解のないように付け加えておきますけど、椎間板ヘルニアの手術がプラシーボである、と言ってるわけやなくて、プラシーボ効果はどんな手術、治療、薬にも必ず含まれていて、その割合はわからないということです。薬の場合は、二重盲検法が使えるんやけど……」

（二重盲検法？　なんか耳にしたことがあるなあ）

「実験対象の治療を行ったグループと、プラシーボや実験対象外の治療を行ったグループに偏《かたよ》りがないよう分けて治療成績を比較調査する方法、これをランダム化比較試験と言います。そして、この時に自分がどちらのグループなのかを、治療者にも患者にもわからないようにして行なう臨床試験を二重盲検法と言うんです」

先生はホワイトボードに図を描きながら説明していく。

「なんで、わざわざ実験する側にもわからないようにすると思いますか？」

（うっかり口をすべらすとか？）

「実験する側のこうなってほしいという期待が結果に影響を及ぼすんです。これを〝観察者バイアス〟というんですけどね。被験者側には、実験に参加してる、観察されていると思うだけで結果が変わる〝ホーソン効果〟というのが働きます。『思い』や『考え』が、いかにからだに影響を与えるかがよくわかりますね。

椎間板ヘルニアの手術効果が、プラシーボではないことを証明したかったらこんな実験が必要です。

全身麻酔だけのグループ、局所麻酔だけのグループ、麻酔と皮膚や筋膜の切開のみのグループ、実際の手術を行うグループ。それぞれ、できたら五十名ずつくらいはほしいところです。でも実際にはこんな実験するのは難しいでしょう？　だからわからないんですわ」

（うん。そんな実験、協力したくない）

「ただね、プラシーボ効果やろうがなんやろうが、痛みが改善されるんやったらそれでいいという考え方もできます。熊澤さんが、ご自身の意志で手術を選ばれたのなら私たちはその成功を心よりお祈りしましょう」

「手術と同じって。すごいんだね、プラシーボ効果。気のせいに毛が生えたくらいのものかと思ってたよ」上杉さんが感心したように言う。

「まあ、これがね、驚くほど強力で、それにもかかわらず非常に過小評価されてますね。あくまで個人的な体験レベルの話で言うたら、悪性腫瘍が消えたという事例は数えきれないほどあります」

先生の言葉に上杉さんが目を丸くした。「ええ？　そんなにすごいならもっと研究して、ガンの治療に使えばいいいんじゃないの？」

「研究は難しいですよ。なにを信じるか、どう考えるか、どう感じるか。心が関与するとすべてがブラックボックスです。それに、実験が困難ですからねぇ」

ノーシーボとは？

「プラシーボ効果より気になるのは、その逆のノーシーボ効果です。治ると思えば治るように、痛くなると思えば痛くなってしまいます。私たちの『思い』や『考え』は、よい方向にも悪い方向にも強く影響します」

（そっか、悪い方向にもか…）

「たとえば、季節の変わり目は体調を崩しやすい、と思ってませんか？」

（思っているのではなく、体調が悪くなるのは事実ですけど）

「確かにねぇ、気温や気圧の変化は体調に影響を及ぼしますよ。これは事実です。でもね〝体調を崩しやすい〟というその『思い』や『考え』が、その影響をなん倍にも増幅させてる可能性があるんやわ」

（増幅させてるとは？）

「気温や気圧の変化による影響を仮に一と数値化しましょう。それに、〝季節の変わり目には体調を崩すに違いない、だって前もそうだったから〟という過去の記憶と、未来の予測が加わると、数倍になる可能性があるわけです。そして、実際にいつも以上の体調不良が起こったとしましょう。そしたらその時どう思いますか？」

「やっぱり季節の変わり目には体調を崩すんだ」理島さんが言った。

「そうやね。そして、その『思い』や『考え』がまた次の季節の変わり目の体調に影響します。体験を繰り返すことによって、『思い』や『考え』は『信念』に、そしていつの間にかその人にとっての『真実』になってしまうんです」

たしかに先生の言うことはわからなくはない。しかし、「思い」や「考え」にそこまでの影響力があるとは、私にはどうしても思えなかった。

腰痛に関する「思い」や「考え」

「複数ある腰痛の原因の中に必ず含まれているのが、腰や痛みに関する『思い』や『考え』です。『腰が悪い』という『思い』や『考え』によって腰に注意が向き、脳が興奮して、痛みを感じやすくなる。つまり、〝腰が悪い〟と信じている人は、自分の〝腰が悪い〟ことを証明するかのように腰痛をつくり続ける。まったく人間はおかしなことをやっています」

「う〜ん、信じられないな」上杉さんが渋い顔で腕を組んだ。

（そうだよ。そんなバカげた話を信じられるわけないでしょ？）

その時突然、先生があたりをきょろきょろと見まわし始めた。

（ん？　どうしたんだろう）

「なにか……変な臭いがしませんか?」

(変な臭い?　いや別にしないけど…)

「ガス?　ガスでしょうか?」と篠原さんも立ち上がり、まわりを見まわした。

(え?　なにも感じないけど…)

「そういえば一階の飲食店、今日工事していましたよね」篠原さんが思い出したように言った。

(工事って…もしかしてガス管が破損したとか?)

「窓を開けた方がええかな?」先生があわてた様子で窓の方に近寄ろうとして、足をよろめかせたて壁にもたれかかる。

「ちょっと……く、苦しい」篠原さんが両手を胸にあて、絞り出すように声を出したかと思うと崩れ落ちるようにしゃがみこんでしまった。

(え?　え?　なに?　ガス?　え?　そういえばなんか臭い。あれ、息も苦しい…)

「あっ、頭が、頭が痛いです」と小鹿さんが頭を両手でかかえた。

私も頭を強くしめつけられるように感じ、ますます呼吸が苦しくなってきた。そのうえ視界はぼやけ、目の奥にツンと痛みが走る。

——ヤバい、ヤバい、これは非常事態だ。どうしよう。なんとかしないと。

急いで立ち上がろうとするが、足に力が入らない。それでもなんとかよろめく足で立ち上がろうとしたその瞬間、

「パン！」

両手を叩いたような大きな音がしたかと思うと、

「はい、ここまで」佐野先生の声だ。「息が苦しいと感じた方、いらっしゃいますか？」

「……？」

「からだのどこかに痛みを感じた人は？」

あっけにとられている私たちはただ顔を見合わせるばかりだったが、先生の質問に対する答えは明らかだった。

「ほらね、『思い』や『考え』だけで症状はつくられたでしょ？」

（…なにそれ！　私たち、だまされちゃったわけ？）

「ごめんなさいね、びっくりさせてしまって」申し訳なさそうに、そして私たちを安心させるような笑顔で先生は言った。

「ほんまに、ごめんなさい。でもね、こうでもしないと、みなさんわからないでしょ？」

（まあ、それはそうかもしれないけど…）

「目が見えなくなる、立てなくなる、呼吸困難、激しい痛み、痙攣《けいれん》……。イメージや想像だけであらゆる症状は起きるんです。原因などどこにもなくてもね」

篠原さんがけろっとした表情でうなずいているのを見て、これが先生と篠原さんによって仕組まれたことだとようやく理解できた。う〜ん、しかしちょっと複雑な気分。

「プラシーボが想像をはるかに超える効果なのと同じように、ノーシーボも想像をはるかに超える効果なんですわ。私たちはいとも簡単に暗示にかかる。そして、そのことをあまりにも知らなさすぎるんです」

篠原さんが話に加わる。

「ほら美容院でね、『肩こってますね』って言われるでしょ？　そのひと言だけでも肩はこるんだから」

（あっ、それはわかる気がする！）

「肩こりという概念がない国では肩はこらないの。結局、『思い』や『考え』なのよね」

「病気をつくるのも、病人を増やすのも実に簡単なんですわ」

先生は小さくため息をついた。

さっきの胸の苦しさと目の奥の痛み、あれは、気のせいなんかじゃない。もし先生があそこでやめていなければ、きっと痛みはどんどん強くなっていっただろう。「思い」や「考え」だけで症状はつくられる――騙《だま》されたのは悔しいけれど、認めざるを得ない。

「とくに自信がない人ほど暗示にかかりやすい。今の日本は、健康情報にあふれて、その情報によって健康不安をあおられるからね。あらゆる暗示にかかり放題なんですわ」

先生の言葉に、篠原さんが「花粉症とかね」と付け加えた。

「視覚と聴覚の同時入力、つまり映像を繰り返しインプットされると弱いよね。花粉症のテレビCMは、あれ見たらあかんわ。症状の増幅装置やから」

私たちは騙されたショックを忘れて先生の話に集中する。

「みんなが話題にする。みんなが騒ぐ。みんなの威力は強力でね、わざわざ騒いで自分の首をしめていることに気がつかないんやな」

「製薬会社が儲けたいからじゃないの？」

篠原さんのツッコミに、「まさか、そんなことは」と先生が首を横にふった。

「非日常の閉鎖的な空間、専門家などの権威者、自信の喪失、視覚と聴覚からの入力。これがそろえば、誰でも簡単に洗脳されます。病院という非日常の空間で、白衣を着た先生から見せられた一枚のＭＲＩ画像。有名な整体師から言われた『頸椎《けいつい》がずれている』のひと言。それは心の深い部分に届いて、忘れることができません。

前回お話ししましたけど、**どの専門家からどんな説明を受けるかでその後の人生が大きく変わってしまう**んです」

私はこれまで医師や治療者から言われたたくさんのアドバイスを思い出した。

「骨盤がゆがんでいる」「足の長さが違う」「バランスが悪い」そして、「いつも姿勢に気をつけるように」「運動をかかさないように」「重いものを持たないように」「腰に負担をかけないように」……。

――ああ、私って、知らず知らずのうちに洗脳されていたのかもしれない……。

「ネガティブな影響を受けないためにできることはただひとつ。自分のからだに自信をもつことです。ちょっと待っていてくださいね」

そう言って先生は席を立つと奥の部屋に入って行った。

負担がかかると強くなる

先生が持ってきたものは、骨格と筋肉の模型だった。

先生は腰と骨盤の模型を前に、なんだかやけにうれしそうだ。

「これが背骨で、これが骨盤です。なかなかがっしりとした造りでしょう？　背骨のひとつひとつを椎骨と言います。見てください。大きさも形も微妙に違ってパズルのように組み合わされてますねぇ」

先生は骨の模型を私たちに手渡し、触るように勧めた。

「ここが棘突起で……」しばらく骨についての解説が続く。みんなが模型を実際に手で触って確認がすむと、「ほんまに、よくできてるわ……」先生が目を細めて模型を愛おしそうにながめた。

「先生は、からだを愛しているのよね」

篠原さんの少しからかうような口調も意に介さず、先生は真面目な顔で続ける。

「朝日や夕日、海や空を見て美しいと感じるように、私はからだの構造を美しいと感じるんですよ」

そして、話は筋肉の模型に移った。

「まず、椎骨はね、前後左右から五種類の靭帯《じんたい》でがっしりと頑丈に支えられています。そして、その椎骨を包み込むように、数種類の筋肉が幾重にも別の方向から重なり合っています。一番深い筋肉が……」

先生の丁寧な説明が続く。私はいかにもお勉強という雰囲気が新鮮で楽しかった。

――それにしても、腰がこんなに複雑な構造をしているとは知らなかった。そして、多くの靭帯と筋肉に包まれてとても強そうだ。

頭の中にあった弱くてもろい自分の腰のイメージが塗り替えられていく。

「腰はとても頑丈なんです。人間のからだはね、長距離を走ったり、重いものを持ったりすることに耐えられるように最初からつくられています。腰に負担はかけてもいいし、かかってもいいんです。負担がかかると腰はね……悪くなるのではなく、強くなるんですよ」

先生が力強く言うと、上杉さんがそれに応えてひざを打った。

「そうか、そう考えればいいんだな」

子育てにたとえると？

模型を手に持ったまま先生は話を続ける。

「こんなに素晴らしいからだに対して、椎間板が悪い、筋肉が悪い、神経が悪い、血行が悪い、バランスが悪いと多くの治療者はダメ出しばっかりや。患者さんは患者さんで、こうしたら痛い、ああしたら痛い、と『悪いところ探し』をしますね」

先生は模型を横において、イスに腰を下ろした。

「子育てにたとえてお話しましょうか？　『悪い子』やという前提があって、ここが悪い、あそこも悪いと、『悪いところ探し』をしたとしましょう。『悪い子』やから治さなアカンし、矯正せなアカンと思うんでしょ？　まわりの大人がこんな態度で接したら、その子は本来持っている能力を十分に発揮できると思いますか？　からだもいっしょです。もともと備わっている治癒力が働きません」

子育てにたとえるのは正直どうかと思うけど……でもまぁ、先生の言いたいことはよくわかった。

「親が子どもに『勉強しなさい』と口うるさく言ったとしましょう。それは、勉強ができた方が幸せな人生を送れるだろうという親心で、目的は子どもを幸せにすることですわ。ところが、口の出し方によっては、子どもは親が嫌いになり、勉強も嫌いになり、自信もなくします。親の目的は子どもの幸せやったはずなのに、方法を間違うとかえって不幸にしてしまう」

いつの間にか私たちはみんな先生の話にくぎ付けになっていた。

「腰痛もおんなじなんですよ。医者や治療者は、なんとか患者さんの腰痛を治してあげたいと一生懸命なんです。良かれと思って、腰に対する注意やアドバイスを与えます。それが、患者さんの『私は腰が悪い』という思いこみを強化し、その結果、腰痛は悪化、継続してしまう。目的は患者さんの幸せやったはずなのに、かえって不幸にしてしまう」

「腰の治療」は必要がない

「先々週、現時点でもっとも科学的根拠の高い治療は二つとお話しました。覚えていますか？」

（えーと、たしか…）

「**運動と認知行動療法**ですよね？」すかさず理島さんが答えた。

「これがなにを意味するかわかります？」

（…？）

「医者と治療者は、『腰の治療』からは手を引け、ということです」

（えーっ？　手を引くって？）

先生の言葉を補うように篠原さんが口を開いた。

「実際にね、医者も治療者もいない国には腰痛の人もいないそうなのよ。木から落ちて腰が痛いとか、ケガによる腰痛だけだって」

「危険な疾患ではない腰痛に関して、『腰の治療』は必要ないんです」

（あの…そんなことを整形外科のドクターが口にしても大丈夫なのでしょうか？）

「じゃあ、世の中の治療院は必要ないってことかい？」上杉さんも戸惑っている。

すでに力は備わっている

「どんな治療でもある程度は効いてしまうんよ。なにをやっても必ず一定量のプラシーボ効果が働くからね。それを患者さんは治療のおかげやと思うでしょ？　まあ、治るんやったらなんでもええねんけどね。そやけど、プラシーボにそんなすごい効果があるとわかっているんやから、上手に使ったらええねん。プラシーボ効果は、**すでに力が備わっている**という証拠です」

（すでに力が備わっている？）

「たとえばね、指を切断したとしましょ。『指が元通りに生えてくる』となんぼ考えたとしても指は生えてきませんわ。その能力はどこにもないからです。ないものは、『思い』や『考え』ではなんともなりません。せやけど、痛みには強いプラシーボ効果が働くことがわかっています。ということは？　どういうことですか？」

「……力が備わっている？」私は小さくつぶやいた。

「すみません、よく聞こえませんでした。もう一回、みんなで大きい声で言ってもらえませんか？」

「力が備わっている」全員で声を合わせた。

「ありがとうございます。モルヒネの六・五倍の鎮痛作用があるといわれているβ-エンドルフィンは、自分でつくることができるんですよ。みなさんには、すでに治る力が備わっています。あとはスイッチを入れるだけ。そのスイッチが『思い』や『考え』です」

実習——アファーメーションをつくろう

『こうなりたい』という『思い』や『考え』を、『すでになっている』という言葉に変えて、繰り返し口に出す方法をアファーメーションと言います。たとえば……う〜ん、そやなぁ」

先生はなかなかいいたとえが思いつかない様子。そこで、私は思い切って言ってみた。

「『私の腰痛は良くなっている』とかですか?」

「〝腰痛〟や〝痛み〟という言葉は入らない方がいいねぇ」

(あっそうか。ペインマトリックスが興奮するからか…)

「それじゃあ、『私のからだは良くなっている』とかですか?」

「もうちょっと具体的な言葉にしましょう。どうなると『良くなった』と思えますか?」

「う〜ん……、『走れれば』かな?」

「それをすでにそうなったように言うと?」

「『私は、気持ちよく走っている』ですか?」

「いつ?」「どこを?」「どんなふうに?」と立て続けに先生に質問され、私は勢いよく宣言した。

「はい。『私は日差しを浴びながら愛犬といっしょに公園を気持ちよく走っている』」
「うん、いいねぇ！　そんな感じです」先生が笑顔でうなずいた。「そしたら他のみなさんも自分にぴったりとくるアファーメーションをつくりましょう」
それから私たちは、ああだ、こうだと言いながら、みんなでひとりひとりのアファーメーションをいっしょになって考えた。

理島さん「ぼくは子どもと公園で、全力で鬼ごっこをしている」
上杉さん「おれは青空の中、気持ちよくゴルフのラウンドをしている」
立花さん「私は海が見えるホテルのプールでスイスイと泳いでいる」
小鹿さん「私は娘と台所に立って、笑いながらいっしょに料理をしている」

アファーメーションをつくっている最中も、すでにそうなったかのようにみんないい顔をしていた。こうやって実際に口に出すと、本当にできそうな気持ちになってくるから不思議だ。

プログラムのテーマ曲

みんなでわいわい話を続けていると、ショートカットで背のスラッとした素敵な年上の女性があらわれた。

――また、新しい先輩なのかな？

彼女は佐野先生としばらく話し込んだあと、奥の部屋からキーボードを取り出してセッティングを始めた。

――なんだ、なんだ？　もしかして、歌でも歌うの？　まさかね、ダンスならまだわかるけど、さすがに歌は腰痛に関係ないでしょう？

「こんにちは！　宇多田と申します。私はこのプログラム五期生で、今はピアノと歌の先生をしています」

（やっぱりそうだよ。歌だよ、歌。びっくりするなあもう）

「さて、私は声を使ってみなさんと楽しい時間を過ごしたいと思います」

発声の練習が始まった。最初はみんな恥ずかしそうで小さな声しか出せなかったけど、宇多田さんの上手なリードでだんだん大きな声が出せるようになっていった。私たちは輪になり、三つのパートに分かれて違う音階の声を出していく。ハーモニーがピタッと重なり合った時、部屋の空気が変わった。それは鳥肌が立つくらいの快感だった。

――そうか、腰痛に関係があるかないか、大事なのはそこじゃないんだ。

私は今とても集中していて、そしてとても気持ちがいい。まるで、声の重なりの中に自分が溶けていくような感じがする。アッという間に、一時間近い時間がたっていた。

最後に、毎回ウオーキングやダンスの時に流れる曲を宇多田さんがキーボードで弾いた。

「みなさんがいつも踊っているこの曲はね、宇多田さんのオリジナルなのよ。実はこのプログラムのテーマ曲なの」篠原さんが平然と言う。

(テ、テーマ曲? プログラムにテーマ曲があるんですか?)

「そうそう、この中にピアノを弾ける方はいますか?」宇多田さんが問いかけた。

――私は小学校の時にピアノを習っていたけれど、もう今は弾けないな……。

そんなことを思っていると、宇多田さんが突然小鹿さんに声をかけた。

「小鹿さん、この曲を弾いてみません?」

急に話を振られた小鹿さんは、困惑気味に答えた。

「えっ? でも、私……、長く座っていられなくて」

「私が腰痛から回復したきっかけはピアノを弾くことだったの。小鹿さんの演奏でみんながからだを動かすなんて楽しそうじゃない? ねえ、やってみましょうよ!」

宇多田さんは小鹿さんの横に行くと、少し強引に楽譜を手渡した。

どっちでもいい

「今日は、腰やからだに対する『思い』や『考え』が、実際の症状をつくったり改善したりするという話をしました」

佐野先生が今日のプログラムのまとめに入った。

「治ると思えば治るし、治らないと思えば治らない。腰痛に関しては実にシンプルですわ。治りたいのなら、すでに治ったと思い、すでに治ったようにふるまえばいいだけです。せやけどね、こうやって治った、治らないと腰痛に意識を向けること自体が逆効果やからね。そこでお勧めなのが、『どっちでもいい』という考え方なんです」

（どっちでもいい？）

「**腰痛が治っても治らなくてもどっちでもいい**、腰痛のことがどうでもいいと思えるくらい、今この瞬間を思いっきりいい気分で過ごせたらええね。なん回も言うけど、結局はそれが近道なんやから」

やってみると簡単

駅から家までの帰り道、気がつくと私はプログラムのテーマ曲をハミングしていて、自分でもちょっと驚いた。

——あっ、今、すごくいい気分。私は「今ここ」の自分の感情を客観的に観察できている！

そう感じられたことがすごくうれしくて、「私は日差しを浴びながら愛犬といっしょに公園を気持ちよく走っている」という目標がなんだか近いうちに実現可能に思えてきた。

——いや、もしかしたらもうできるんじゃない？

どうやら**いい気分は、自信や行動力を取り戻してくれる**ものらしい。

玄関の扉を開けると、愛犬トッフィーが私の帰りを待っていてくれた。

――よし、今日はトッフィーの散歩に行くぞ。

そう決意した途端、突然胸の奥からもやのように不安が広がり出した。

――もし、急に走り出したら？　強く引っ張られたら？

「どうしよう？　トッフィー」

トッフィーの頭をなでながら話しかけると、私を見て「ワン！」と吠えた。

――よし、決まった。トッフィーは大丈夫と言ってくれた。行こう。なにかあったらその時はその時だ。

私はトッフィーをリードにつなぎ外に出た。

ほんの三週間前は、恐くてとてもできないと思い込んでいたトッフィーとの散歩。やってみるとあっけないくらい簡単だった。トッフィーがリードを強く引っ張る。

――うん、走りたいんだね。わかった、少しだけね。

私は小走りで走ってみた。わずかに風を感じる。

――よし、大丈夫！

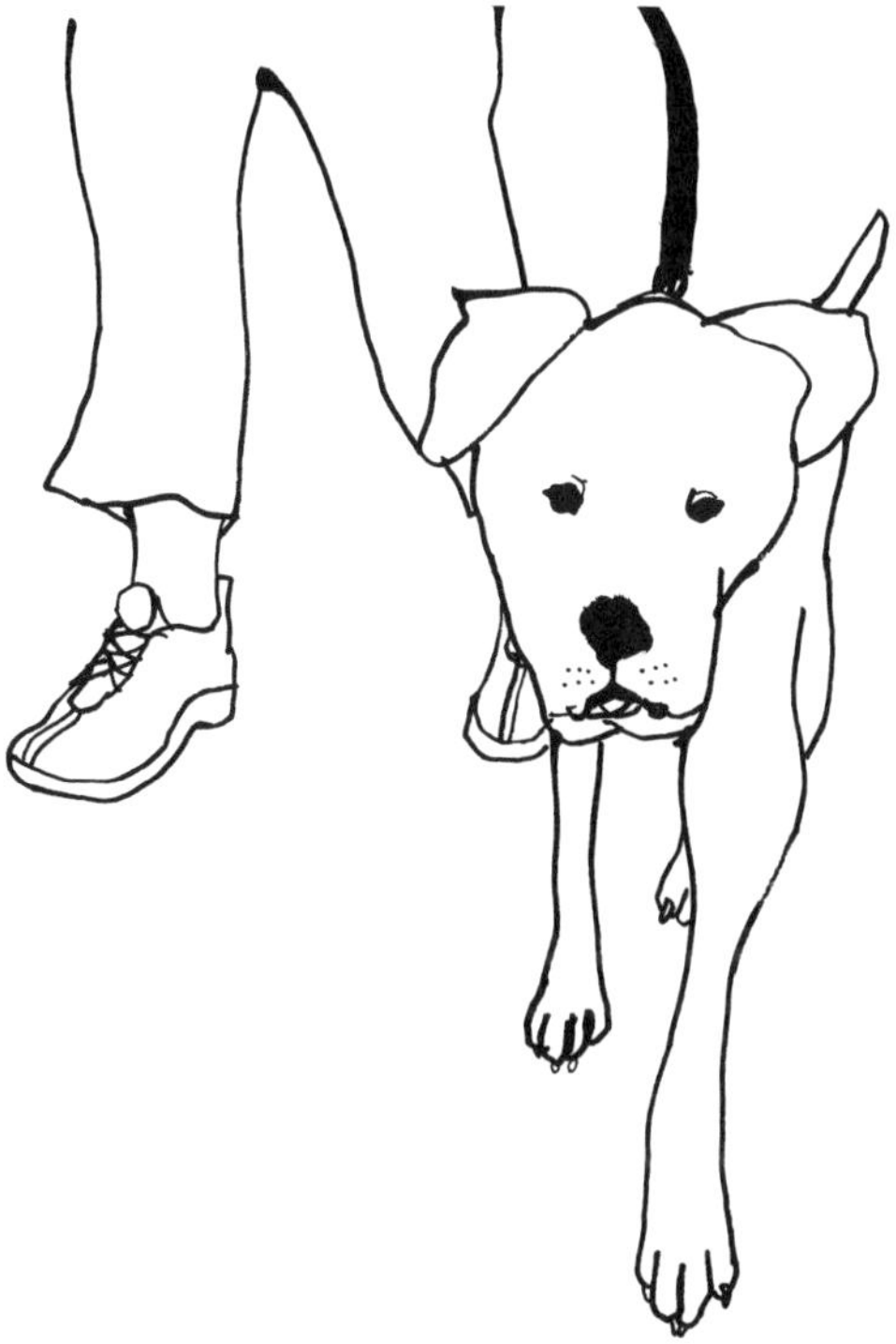

5週目 共に生きる大切な仲間

「おかえりなさい、熊澤さん」

受付横のカーテンを開けて勢いよく部屋に入ると、スクワットをする男性陣の中に黒いジャージ姿を見つけた。

——あれっ、熊澤さんだ！

手術のことが少し気になったが、それよりもまた会えたことがうれしかった。

早速、ウォーキングとダンスで軽く汗をかく。もはや私の身体は、宇多田さんのオリジナル曲を聞くだけで自然に動き出すまでになっている。そして、それは私だけではなく、最初はぎこちない動きをしていた理島さんも、イスに座って参加していた小鹿さんも同じみたいだ。五週間前の私たちを考えると、こうして音楽に合わせてリズミカルに身体を動かしていることが信じられない。身体を動かすのは気持ちがいいし、気持ちがいいと感じている時には痛みも感じない。そういえば、今日は朝からまだ一度も痛みのことを考えていない……。

——私のからだは確実によくなっている！

「いやぁ、今日は全員がそろいました。うれしいですね。熊澤さんお帰りなさい」

佐野先生は本当にうれしそうだ。

「前回はお休みしてすみません」熊澤さんは立ち上がるとぴょこんと頭を下げた。

「実はあの、えっと、ちょっと言いにくいんですけど……ヘルニアの手術を考えてて、それで他の病院へ行っていました」

緊張と恐縮のせいか、熊澤さんの大きな身体は心なしか小さく見える。

「正直に言うと、このプログラム、なんかピンと来なくて。いくら説明されても『いい気分』で腰痛が治るとは思えなかったんですよね。自分、頭が悪いんで、佐野先生の言っていることがちょっとめんどくさいっていうか……」

佐野先生の顔をちらっと見て、すみませんというように熊澤さんはまた頭をぺこりと下げた。

「でもその病院の先生が、なんていうのか、佐野先生とは全然違うんですよね。診察中にＭＲＩの画像しか見ないし、目も合わせないし、痛いところを触りもしないし、質問してもちゃんと答えてくれなくて……」

（いるいる、そういうお医者さん）

「おれ、椎間板ヘルニアが本当に痛みの原因なのかどうかを質問してみたんです、その先生に。そしたら途端になんかイライラした口調になって、それでこの先生はあんまり信用できないなって。うまく言えないけど、自分の中の直感って言うんですか？　この感じを信じてみようかなと。それで手術は断って帰って来ました」

スイッチが入った瞬間

「それに、理島さんがメールをくれたんです。『手術の成功をみんなで祈っています』って」

（へえ～、理島さんが？　なんか意外な感じ。もっとクールな人だと思ってた）

「痛みを好きになるとか、話しかけるとか？　なんでみんなこんなバカバカしいことがやれるんだろうって、正直冷めた目で見ていたんです。それなのに、そんなおれのことを気にかけてもらって……。

　その病院の帰り道にすごいことが起きたんです。突然、なんて言うか、からだに一本太い芯が通ったような気がしたんです。自分今までは、手術や治療で治してもらおうと思っていました。でも断ったんだから、もう自分で治すしかない、もうそれしかないんだ。そう覚悟を決めたら、突然『うおーっ！』て心の底から力がわいてきたんです。そしたら……その瞬間から痛みが消えていったんです。おれ自身もびっくりなんですけど、これ、ほんとなんです」

熊澤さんの眼が「信じてください」と訴えていた。

「それは、スイッチが入ったんだよね」

「スイッチって？」熊澤さんが上杉さんに聞き返すと、代わりに理島さんが説明した。

「前回の話。**治る力はすでに備わっていて、あとはスイッチを入れるだけ**だって」

大切な仲間のひとり

「熊澤さん、正直に話してくださってありがとう」佐野先生がしみじみと言った。

「今んとこ痛みはないんですけど、最後まで参加していいですか？」

「もちろんです。大切な仲間ですから」

先生が両手を広げてわざとオーバーに言い、だれからともなく拍手がわいた。場の空気がじんわりと暖かくなった気がした。

「佐野先生の話がめんどくさいっていうのはわかるわよね」篠原さんが実感を込めて言うと、
佐野先生は、「そうですよ」とやさしく微笑んだ。

「私はね、めんどくさいことをみなさんに勧めているんです。自分で考えんと、誰かに言われたとおりにする方が楽に決まってます。自分で調べて、情報を検証し、わからないを受け入れつつ、選択し、決定し、その結果を自分で引き受ける。たしかにめんどくさいですわ。せやけどね、それが自分の人生を生きるということやと私は思いますよ」
自分の人生を生きる——先生の言葉が胸の奥深くまでじわじわと沁みわたってくるのを感じた。

新たな視点で選択肢が生まれる

五週目の講義が始まった。

毎回恒例の『ハッピー&ニュー』では、それぞれがハッピーな話をしたあとに、熊澤さんが帰ってきたことを喜ぶひと言を添えた。

「さて、今日はなんのお話をしましょうか?」

佐野先生は私たちに今日のテーマを求めた。だんだんわかってきたことだけど、どうやらこのプログラムには決まったカリキュラムというのはないようだ。先週も理島さんの質問からプラシーボの話になった。私は知りたいことはたくさんあったけれど、いざ問われるとなかなかテーマが思い浮かばない。なるべく先生と目を合わせないように視線を天井に向けた。

「あの……いいですか」立花さんの声だ。

「実は主人とちょっとした言い争いになってしまって……。ここでは『腰の治療』はしないでしょ。だから、主人が治療院にも行けって。からだの治療をしないで治るわけがないだろうって。私もね、強く言われるとそうだなって……」

（わかる、わかる。家族は余計なことを言うよね）

「今までね、たくさんの先生からいろんな指導を受けてきたのよね。佐野先生のお話は、なんて言うの、またちょっと違うでしょ？　もうなにを信じたらいいのか、誰を信じたらいいのかわからなくなって……」

立花さんは正直な人だ。誰を信じたらいいかわからないということは、佐野先生のことだって信じられないと言っているのと同じだから。そんな立花さんの率直な質問に、先生は突然表情を変えた。ニヤリという言葉がピッタリの含みのある笑顔だった。

「立花さん、それはねぇ……。私を、信じればいいんですよ。私の言うことは一〇〇％正しいんです。ほかは全部間違っています」

先生は立花さんを強く見つめて言った。心を射抜くような鋭い視線だ。一瞬にしてその場に緊張感が漂う。先生は少し間をおいてから、ゆっくり口を開いた。

「――そう言われたら安心しますか？」

先生が一気に表情をゆるめたので、張り詰めていた空気が少しやわらいだ。

「なにを信じたらいいのか、というより、みなさんはすでにいろんなことを信じています」

（すでに信じてる？　どういうことだろう？）

「わからなくなるということはね、それまで迷わず信じていたことに疑問を持ったということです。今までなかった新しい視点が追加された。選択肢が生まれたからこそ迷うんです。良かった、視野が広がりましたねぇ」

「痛い」と「悪い」は大違い

「みなさんは、痛みは嫌なものだと思ってた。このプログラムで痛みを好きになるという新しい選択肢を手に入れたわけです。腰が悪いと思ってた。腰が悪いかどうかわからないという視点を手に入れた。

私はね、みなさんを混乱させて、迷わせているんですよ。悪いやつやねぇ」

（そうだったのか、先生は悪いやつだったのか…じゃなくて！）

「腰が『痛い』なら単に『痛い』でいいものを、わざわざ『悪い』と思い込む」

（「痛い」と「悪い」？　そんな言葉の違い、どちらでもいいような気がするけど…）

「『痛い』なら対処すればいい。対処法は、〝動くこと〟と〝いい気分〟です。『痛い』は今ここで起こっている現象やね？

『悪い』は頭の中にあるイメージ。厄介なことにこのイメージが腰への不安を高め、警戒を促し、ペインマトリックスを興奮させ、新たな痛みをつくるんです」

——ああ、そういうことか！

モヤモヤしていたことが突然クリアーになったような気がして、私は思わず息をのんだ。

——そうか、「痛い」と「悪い」、このちょっとした言葉の違いって、実はすごく大事なことだったんだ！

「みなさんは、すでにご自分のからだに対していろいろな『思い』『考え』『イメージ』をお持ちですが、それがなんというか……あまりにも過少評価をし過ぎなんですよ」

神は細部に宿る

佐野先生と篠原さんがプロジェクターの準備を始めた。今日はなにかの映像を見るらしい。部屋の壁に設置されていたスクリーンの前に移動して座ると、部屋の照明が落とされプロジェクターが動き出した。

《わたしたちの始まりは、たった〇・一ミリの受精卵》

それは、細胞分裂とその仕組みに関する記録映像だった。細胞が分裂し各器官がつくられ、受精卵からひとりの人間ができるまでの過程を早送りの映像で観た。わずか〇・一ミリほどの存在が身長一〇〇センチを超えるまでの膨大な数の細胞とその働きの物語は、あまりにもスケールが大きすぎて、私はとても自分のこととは思えなかった。

映像が終了し部屋の灯りが戻ると、先生はこう言った。

「一ミリをイメージしてください」

私はものさしの目盛りを頭に浮かべた。

「その一ミリの十分の一、私たちが肉眼で見える限界です」

（点としてわかるかどうかってところだろうか…）

「そして、そのまた十分の一。これが一般的な細胞の大きさです」

（そんなに小さいものなんだ…）

「その細胞の中に核があり、核の中にあるＤＮＡが複製され、一日三〇〇〇億個ともいわれる新しい細胞が生まれています。これは、今、この瞬間にみなさんのからだの中で実際に行われていることです。なんやようわからへんけど、すごいなぁと思いませんか？」

（まあ、そう言われればすごいかな…）

私たちはあいまいにうなずいた。きっとみんなもどう反応したらいいのかわからないのだろう。

「それでいいんです。なんかすごい。私のからだは、ようわからへんけどすごい」

（そ、それでいいんだ…）

「からだはね、私たちがなにをしようとなにを考えようと、いつも生命の維持という目標に向かって働いています。なにか問題があった時には、その問題を克服しようと、または他のもので補おうと最善をつくすようにできているんです」そして先生は独り言のようにつぶやいた。

「この仕組みはいったい誰がつくったんでしょうねぇ？」

（…誰が？　神とか？　えっ？　そういう話なの…）

「少なくとも人間ではないことは確かです。世界中の科学者が集まっても、ゼロから細胞をつくり出すことはできません。細胞のコピーならつくれるんやけどね。これだけ科学が進歩しても、手も足も出ないんですよ。

そして、その細胞が役割分担をして、協力し合って、ひとつの器官をつくり、命を支えています。からだはひとつの宇宙、いや細胞のひとつひとつが宇宙と言ってもいいくらいやね。細胞の中には創造主や神がいる、という言い方をする人もいます。神という言葉には少し抵抗を感じるかもしれませんけど、言い方はなんでもいい。からだは、人智を越えた存在である。このことだけは覚えといてほしいなぁ」

先生はつとめて淡々と話を続ける。

「私が初めてからだの仕組みを詳しく知った時……それまで私は自分の力で生きていると思ってましたけど、生かされているのに過ぎないことを知りました」

ふと横を見ると、立花さんの頬に涙がつたっていた。立花さんはそれに気づかないかのように放心した表情で先生の話にじっと耳を傾けていた。

自分の身体を信頼する

「立花さん、誰を信じたらいいか、なにを信じたらいいか、迷った時は自分のからだに聞いてみてください。もっとも信頼できるものは……ここにあります」

先生は自分の胸に手を当て、私たちを静かに見渡した。

「からだ全体をよく見てください。腰が痛い以外、ほとんど健康ではないですか？　心臓はどうですか、動いていますよね？　呼吸もできますよね？　ごはんも食べられるし、おしっこは出ているし、目は見えるし、耳も聞こえますよね。からだ全体の働きを一〇〇としたら、九十九が健康やと言ってもいい状態でしょう。腰痛というごくごく一部の症状があるだけやのに、まるでからだ全体が劣っているような、いえ、もっと言えば自分自身が劣っているようなイメージを持っていませんか？」

「……」

「医療の助けが必要なからだの状態もあります。たとえそうやとしても、わざわざ自分のからだをダメで、悪くて、無力だと思う必要はないでしょう？」

――ああ、本当にその通りだ。

私は先生の話に深く共感した。

「ここで私から、ひとつ提案があります。からだは二十四時間休まずにみなさんのことを守っています。自分のからだのことを、もうひとりの自分であり、生まれた時から死ぬ時までずっとみなさんの側にいる一番の味方やと思ってみてはいかがでしょう？

人智を越えた存在だと尊敬し、共に生きる大切な仲間やと信頼してみるんです」

（味方だと思ってみる？　仲間だと思ってみる？）

「**もっとからだと仲よくしましょう**よ。仲よくしたい時は、〃ダメ出し〃やなくて、〃ヨイ出し〟です。いつもは、**当たり前だと気にもとめていないからだの働きに、『ありがとう』と言ってみませんか？**」

先生の言葉が私の胸の奥に突き刺さった。私は、子どもの頃から病弱だった。よく風邪をひき、すぐに熱を出し、小児ぜんそくで、小学生の時にはもう肩こりや頭痛があった。自分の身体のことを、ずっとダメで、でき損ないの欠陥品だと思ってきた。しかも、この若さで重い腰痛になる始末。ダメなからだ、劣っている身体、迷惑な身体。その思いをそのまま自分自身に投影させていた。ダメな私。劣っている私。迷惑な私……。

私がこれだけ嫌ってきたにもかかわらず、私の身体は文句も言わず働き続け、私のことを守ってくれている。いつかテレビで免疫の仕組みについての番組を見たことがあった。白血球の中にもいろんな種類の細胞があり、それぞれの細胞にはそれぞれの役割がある。風邪ひとつ治すためにも複雑な免疫の仕組みが働いている。それを知った時も、ふ〜ん、そうなんだ、としか思わなかったけれど、よくよく考えてみると、その仕組みのおかげで、私はこれまで命にかかわる感染症にもかからず、こうして生きてこれたのだ——。

そうか、私の身体はでき損ないの欠陥品などではなかったんだ。腰が『悪い』という私の思い込みにちゃんと応え、『痛み』という症状を出してくれているではないか。なんて素直な、そして、とても優秀な身体だったんだ。今まで私は私の身体を誤解していた。

——ごめん、私の身体。今まで嫌ってごめんなさい。

自分の身体にありがとう

五分間の休憩をはさんで身体を動かす実習の時間となった。

「今日はたっぷりと自分のからだをかわいがりましょうね」篠原さんがにっこりと言う。

私たちは輪になってゆったり座り、クロスした両手で自分を包み込むようにして両腕をなですっていく。

「自分のからだに声をかけましょう。『ありがとう』がいいかな？『大好き』でも『愛してる』でもいいんだけど。大切な大切な宝物をあつかうみたいに、ていねいにさすってみてください。肩から肘へ。もっと、ゆっくりがいいですよ。そうそう、そんな感じ。自分のからだに聞いてみながら、一番気持ちよく感じる強さ、速さでやってみましょう」

私は心の中で「ありがとう」とつぶやきながら、自分の腕を自分の手でなでた。

腕が終わったら、胸、お腹、それから腰、お尻、足……。順番にていねいに時間をかけてなですっていく。ありがとう、ありがとう。本当にありがとうだよね。二十九年間、ずっと私を支えてくれている。

次に今度はふたり組になって行う。私は小鹿さんとペアになった。最初は小鹿さんが座ったままの私の背中をていねいにさすってくれる。小鹿さんはしばらく背中をやさしくなでてくれたあと、手首の力を抜いて背中をトントンしてくれた。このトントンはタッピングと言うらしい。一定のトントンというリズムが心地よくて、すっかり身体がゆるみ思わずあくびが出たほどだ。

交代して私が小鹿さんの背中をなでてあげる番になった。小さな声で「ありがとう、ありがとう」と言いながらさすっていくと、かちんこちんだった背中が少しずつゆるんでいくのがわかる。そのうちに両肩が小刻みに震え出したかと思うと、小鹿さんはすすり泣き始めた。背中をさする手から小鹿さんの深い悲しみが伝わってくるようだった。そうか、小鹿さんは私よりもずっとつらい思いをしてきたんだなぁ。ほとんど寝たきりだった三年間はきっと想像を絶する苦しさだったんだろう。そんな思いを小鹿さんの背中に置いた手のひらから感じているうちに、私自身の苦しかった記憶がよみがえり、私も小鹿さんといっしょにしばらく声を出して泣いてしまった。みんなはそれをあたたかく見守っていてくれた。

私と小鹿さんが落ち着きをとり戻すと、全員でひとつの輪になり、背中をトントンし合った。そして、そのままゴロンと横になって目を閉じた。泣いてすっきりしたからか、急に眠気を感じた。ああ、このまま寝てしまいそう。私は、暖かい五月の陽差しが差し込む部屋で、安心できる人たちといっしょに横になる心地よさと幸福感を感じていた。となりから小鹿さんの穏やかな寝息が聞こえてくる。よかった。小鹿さんがリラックスしている様子が自分のことのようにうれしくてたまらない。私も安心して眠りに落ちよう……。

どのくらいの時間がたっただろうか。私は上杉さんの大きないびきの音で目を覚ました。いや、それは私だけではなかった。同時に身体を起こした者同士、顔を見合わせて笑い合った。

「さあ、そろそろ起きましょうか」篠原さんの呼びかけに上杉さんもようやく目を覚ました。それでも眠り続けている人がひとりいた。佐野先生だ！

ハードルを越える

「さて、このプログラムも残るところあと三回になりました」

すっかり熟睡してすっきりした表情の佐野先生が言った。

「そこで、みなさんに提案があります。毎週、〝ハッピー&ニュー〟で小さな新しい一歩を踏み出していただいていますけど、このあたりでひとつハードルを越えてみませんか？

みなさんには、これまで腰痛のために恐くてできなかったことがあると思います。それに挑戦して、来週ここで発表してもらいたいんです。他の仲間もなにかに挑戦していると思うと、勇気がわいてきますよね。挑戦というとおおげさやけど、小さなことでいいからね」

こうして五週目のプログラムが終わった。

あと三回――先生の言葉が心にささった。このプログラムが終わってしまうことを私は初めてさみしいと思った。

恐くてできないことってなんだろう？

——私にとって恐くてできないことってなんだろう？

寝る前に布団の中であれこれ思いを巡らしてみる。

重いものを持つ、遠出する、走るとかジャンプも……やはりまだちょっと恐い。長時間の同じ姿勢、立ちっぱなし、座りっぱなし……、まだまだたくさんあるけど、一番恐いことは自分がよくわかっている。それは、「働くこと」だ。

会社員時代、休職からの復職後たった四日で激痛を起こし再入院してしまったあの嫌な記憶。あの時……私は職場の人にどう思われていたのだろうか。「いったいなにしに来たの？」「仕事を教えた三日間が無駄」「迷惑なだけ」「役立たず」——想像するだけで胸がズキズキ痛む。

私にとって恐くてできないことの一番は「仕事に就くこと」だ。

——もしまた数日で激痛が起こったら？　また同じことになったら？

それを考えると、仕事に就く勇気がない。もっと完璧に、痛みがゼロになってから。そう思ってブレーキがかかってしまう。

だけどその一方で、こうも思う。

——痛みがゼロになる日は来るの？　それはいつ？　もしかしたら一生来ないかもしれないよ。そうだとしたら、痛みを抱えながら前に進むしかないんじゃないの？

私は自分に自分で言い聞かせた。よし、パートを探してみよう。探すだけでも探してみよう。

インターネットで検索すると、偶然にもすぐ、家から自転車で通えそうな場所の求人情報を見つけた。しかも一日三時間の事務仕事だ。

――うそ～、条件にぴったり！

私はうれしさと同時に、〝これはもう逃げられないぞ。さぁどうする？〟と覚悟を迫られたような気がした。

こんな私が役に立てた

翌日、中学の同級生だった知香の家に遊びに行った。二週間前に駅で会って以来、メールで近況を報告し合うようになり、この日で三度目の訪問だった。

幼子ふたりの育児で相当疲れていた彼女に頼まれて、上の女の子の面倒をみてあげることになっていた。

三歳になったばかりのお姉さんの知春ちゃんは、まだ舌足らずの喋り方が可愛いらしくてたまらない。知春ちゃんと遊びながら合間に、下の子の夜泣きで睡眠不足の知香にマッサージをしてあげた。小鹿さんがやってくれたように、背中をさすってトントントンとタッピングしてあげると、知香は安心した様子で横になり、そのまま少しの間眠った。

――マッサージってする方も、される方も癒される。なによりこんな私が役に立てたことが本当にうれしい。

　夕方、日が暮れる前に帰ろうとすると、知春ちゃんが私の服のそでをつかんで泣き出した。「帰っちゃいやだ」と涙をポロポロこぼして泣きじゃくる。私は知春ちゃんのまっすぐさに心打たれた。子どもって、なんてかわいくて、愛おしくて切ない存在なんだろう。

　――私、今まで、これほど誰かに必要とされたことなんてあったっけ？　子どもっていいなぁ、お母さんっていいなぁ。私もお母さんになりたい。いや、なるよ。いつかきっと。

　その時、私の頭の中には腰についての不安はまったくなかった。健気な知春ちゃんに勇気と希望をもらった。

　――よしっ、私もハードルを越える！

　私は昨日インターネットで見つけたパートの募集先に携帯から電話を入れた。面接は三日後に決まった。

ここでしか教えられない特別な治療法

まさかの再発

——あれ？　この感覚は……。

翌朝、目が覚めると同時に腰に意識が向いた。しばらく忘れていたあの違和感だ。嫌な予感が頭をよぎる。いや、大丈夫。今度は大丈夫。頭の中で自分に言い聞かせる。

起き上がろうとして、腰が板のように硬くなっていることに気がついた。まっすぐに身体を起こすのは危険と判断して、いったん横向きになってから手で踏ん張りながら上体をかたむけてなんとか起き上がった。嫌な汗が出て、ふたたび不吉な予感が頭をよぎる。

——昨日、知香の家で赤ちゃんを抱っこしたから？　犬の散歩で走ったから？　顔を洗う時に膝を曲げなかったから？　まったくもう、あさっては面接だというのに！　こんな時に痛くなるなんて！

あっという間に私の頭の中は腰のことでいっぱいになっていた。自分の成長のなさにがっくりと落ち込む。

——いったい私は、この五週間でなにを学んできたの？

自分で自分を非難し、叱り、そしてまた嫌な気分が助長されていく。わかってはいるのに、サイアクの悪循環。それでもその日は、家事をしたり、散歩に行ったり、動いているうちに腰の違和感は少しずつ気にならなくなっていった。いや、極力気にしないようになんとか踏みとどまっていたというのが本当のところだった。

やはり痛みには勝てない

そして、不安いっぱいで迎えた翌朝。腰の痛みは……やはりなくなってはいなかった。翌日のパートの面接のことが頭に浮かび、一瞬にして目の前が暗くなる。それでも無理やり気持ちを立て直し、なるべく動こう、楽しいことを考えて一日過ごせばなんとかなる。そう自分に言い聞かせる。そうだ、知春ちゃんにプレゼントする絵本を買いに行こう。ついでに駅前でランチでもして気分を変えれば大丈夫。しかし、出掛ける支度をして、玄関で靴をはこうとした瞬間だった。

「ズキッ――――――！」

腰から足に鋭い痛みがつらぬいた。

――えっー、うそー？

ヤバイヤバイヤバイ……頭がパニックになるのを必死にこらえ、私はプログラムで習ったことを思い出そうとした。大丈夫、私は対処法を知っている。えーと、まずは落ち着くこと。そう、落ち着かなくちゃ。そして……腰に注意を向けないこと。そう、ペインマトリックスを興奮させないこと。それと、動くことといい気分だ。そうだ、音楽でもかけてみよう。コメディ映画もいいかもしれない。私は意識が腰に向かないように、この五週間で教わった知識を頭の中で総動員させながら、腰に手を当て部屋の中をおそるおそる歩き回る。しかし、またしても痛みが……二度目のギクリが来てしまった。今度は足先まで強くて長いしびれを感じる。

――ダメじゃん、動くともっと痛くなる。やっぱり痛い時は絶対に動いてはいけないんだよ。先生は間違っている！

私は半べそをかきながら、這うようにしてベッドまでたどり着いた。そして、しばらくそのままの体勢で状態を観察する。うん。じっとしていれば痛くはない。安静時痛はないということは、まず安全な腰痛だ。それがわかって、少しほっとした。プログラムで教わった通りに身体を動かしてみようと、ほんの少し身体をねじってみると、すかさずはっきりとした痛みが返ってきた。ダメだ〜。やっぱり動いたらダメなんだ。私は身体をぎゅっと緊張させじっとしているしかなかった。硬直した身体とは対照的に、頭の中は「なぜ？」「なぜ？」「なぜ？」のフル稼働だ。

——どうしてこんなことに？　いったいなにが悪かったんだろう？　プログラムで学んだことはなぜ役に立たないの？　時間のムダだったの？　それとも私のせいなの？　私の身体がやっぱりダメだから？　私は一生こんなことを繰り返すしかないの？　二度と働けないの？

最悪、ショック、不安、失望、自責の念……。ありとあらゆる負の感情が次から次へとわき上がり頭の中をぐるぐるとエンドレスに渦巻いている。

——せっかく勇気を出して働こうと意気込んでいたのに、この状態では明日の面接どころの話ではない。しょせん私には働くなんて無理な話だったのかな。そうだ、きっとまだ働けないよってからだが教えてくれているのかもしれないな……。

私はそう考えようと決めた。

このままじっと両親の帰りを待ち、それから病院に連れて行ってもらおう。

——ん？　でも、病院って……いったいどこの？

その時、突然ひらめいた。

——そうだ、佐野先生に相談すればいいんだ！

「まずは落ち着きましょう」

私は、佐野先生が「なにかあれば電話ください」と言っていたことを思い出した。携帯電話がベッドから手が届くところにあったのもラッキーだった。

すぐに電話をかけると、佐野先生が電話口に出てくれた。先生の都合はおかまいないしに、私は今の状態を早口でまくしたてた。

「神崎さん。……**まずは……落ち着きましょう**」

ひと言ひと言区切るような先生の落ち着いた話し方に、私はようやく我に返った。

「**深呼吸してみましょう**か？」

先生のアドバイスにしたがって二度大きく深呼吸を繰り返すと、少し落ち着きを取り戻すことができた。

「確認するね、左の腰から足首までの外側に痛みとしびれがあるんやね？　安静時痛はない。靴を履こうとした時に痛みが出た。それでいい？」

（あれ？　先生に冷静に状況を整理されたら、なんか大したことのないように思えてきた）

「靴を履こうとしただけで骨や神経がどうにかなるわけはありません。筋肉の強い緊張でしょう」

（それはわかる。自分でもそうだと思う…）

「動かせる部分は動かしてみた？　横になったままでできる運動をお伝えしたでしょう？」

（…いや、それどころではなくて）

「まあ、きっといろいろと頭の中が忙しかったんやね」

腰に全意識を集中させてしまい、ペインマトリックスをフルに興奮させ続けていたことを先生はすべてお見通しのようだ。先生が言った横になってできる運動はたしかに教わった。膝を軽く曲げて左右にゆするやつだ。でも今の私の腰の状態ではとてもそんな動きはできそうにもない。

「でも、少しも動かせないほど痛いんです」

私は先生に正直に伝えた。

「急性腰痛のファーストチョイスは鎮痛薬です。お薬は持ってますか？」

「大学病院でもらった座薬があります」

「座薬を使用して痛みが軽くなれば普段通りに動く。大丈夫です。なにも心配いりません」

「……」

私は先生によくあることだと軽く扱われた気がして、早くなにか言わなきゃと焦った。そうしないとこのまま電話を切られてしまいそうな気がした。

「先生……私、明日面接なんです。やっと働こうと思って、それで……」

自分の口から出た言葉に自分で驚いた。

――あれ？　明日の面接はあきらめていたんじゃなかったっけ？

「明日？　明日には大丈夫ですよ」

先生の言葉がショックだった。ほーら、やっぱり先生はわかってない。私が今どれだけ痛いか。どれだけ動けないいか。会社員時代はこんな痛みの時は二回とも一週間の入院が必要だったのに。そのことは申し込みの時の問診票に詳しく書いたんだから先生もわかっているはずなのに……。私はあらためて先生にことの重大さをはっきりと伝えた。

「大丈夫じゃないです。薬が効いて少しは動けたとしても外に出るのは無理です。今までの経験からすると、一週間くらいは家から出られないと思います」

先生はなにも言わなかった。私は急に感情があふれ出してきて、泣きながら先生に訴えた。

「せっかく勇気を出して働こうと思って。でも、またこんなことになって。結局、これでまた仕事もできないし、同じことを繰り返してばかりで。私もう、こんなのはいやなんです」

特別な治療法

それでも先生はひと言も発しない。沈黙に耐えかねて私から切り出した。

「明日の面接に行けるように、今すぐにできる特別な治療法はないんですか？」

どこまで本気で明日の面接に行きたいと思っているのか、正直自分でもよくわからないが、この機会を逃すとまた社会復帰が遠のいてしまうだろうとも感じていた。先方に謝罪して面接を断る。迷惑をかけたと自分を責める。そしてまた自信を失う。

「まあ、そうじたばたしなさんなって。いや、別にしてもええけどね……。そやねえ、特別な治療法……まあ、あると言えばあるんやけど」

「えーっ？　あるんですか？」

聞いた私が驚いた。〝動くこと〟と〝いい気分〟、それ以外にも効果のある治療法があったんだ！

「教えてください」私はすがるように言った。

「そうやなぁ。う〜ん、どうしようかな？」

（どうしようって…もったいぶらないで早く教えてよ）

私は先生の次の言葉をじっと待った。

「わかりました。そしたらこっちに来てください」

「……!?」

それは……困る。「教えてください」とくいさがったものの、今、私は動けない。両親は留守だし、無職の私にはタクシーで行くお金の余裕もないし、そもそもこんな状態ではタクシーにさえ乗れないだろう。先生にそう伝えると、

「いつものように電車で来ればええやないですか？」

――ええー？　電車で!?

身体を起こすことさえできない。一歩も歩けない。さっきそう説明したはずなのに。そう

か、私の説明が悪かったのかな？　きっとちゃんと伝わっていなかったんだ。私はもう一度今の状態を伝え直した。

「さっきからなん度も言っていますが、一歩も動けないんですよ」

「う〜ん。そしたら今、できることはなんですか？」

「はい？」

「神崎さん、今、なんだったらできそうですか？」

「なにもできません。まったく動けないんです」

（さっきからそう言っているでしょ？）

「そしたら、トイレに行きたくなったらどうするの？」

（トイレ？　どうして今、そんな話？）

　先生の意図を計りかねて黙っていると、

「おしっこはどうしますってこと」

（お、おしっこって。先生そんな…）

「それは、まあ、這《は》ってでも行きますけど……」

「トイレには行けるんやね？」

「行けるというか……行くしかない、ですよね？」

「それはよかった。安心しました」

そうか、先生は私のトイレのことまで気にかけてくれてたんだ。そんなことまで心配してくれるなんて、なんていい先生だろう——そう思いかけた時、

「トイレに行けるんやったら、玄関にも行けるよね？」なぜかうれしそうな声。

（え？　玄関に？　…いったいなんのために？）

「トイレと玄関ってどのくらい離れてるの？」

「はぁ……まあ五メートルくらいですかね」

「それやったら玄関にも行けそうやな」

「……？」

「玄関で靴を履きましょう」

「……だから、さっき靴を履こうとして痛くなったんです」

「それはさきほど伺いました。もう一度靴を履いてみましょう」

「できません」私はイラッとした。

「ほんまに？　やってもないのになんでできないってわかるの？」

（もしかして…先生は本気で私が電車に乗れると思っている？）

「まず、鎮痛薬。一時間くらいで効果が出るでしょう。動けるようになったら、玄関に行く、靴を履く、立ち上がる、玄関のドアに手を掛ける、ドアを開ける、左足を出す、右足を出す、そうやって目の前の次の動作だけを考えるんです」

（いや、仮に痛み止めが効いたとしても、無理に動いたらダメでしょ？）

「できません。無理に決まっています。外に出るなんて」

（先生、自分がなにをおっしゃっているのかわかってるんですか？）

「できないかどうか、どうしてわかるの？」あくまでも先生は冷静だ。

「わかりますよ。だって、今、一歩も歩けないんですよ。できるはずがないじゃないですか！」

きっと先生はこんなに強い痛みを経験したことがないのだろう。だからわからないに違いない。しょせん他人事なんだ。先生への失望と軽く扱われた憤りで私の怒りはマックスに達した。

「歩けるなら電話なんてしませんよ。そんな軽い痛みじゃないんです！」

「できない」と「やらない」は違う

「たとえば、今、火事が起きたら、どうします？」

「それは……」

（極論すぎるでしょ、先生！）

「動けないと、動かないは違うんよ」

また先生がめんどくさいことを言いだした。それはそうかもしれないけど、そんなこと今の私にとってはどっちでもいい。

「動かないと決めている、ということでいいね？」

先生のその言葉に、私は完全にキレた。

「だって、こんなに痛い時に無理して動いたらもっと痛くなるに決まっているじゃないですか。私、前にもまったく同じ経験があるんです。その時も無理したばっかりにもっと痛くなって、結局入院になったんですよ。そういう経験が二回もあるんです。先生は、私のからだのことなんて全然わかっていないですよね？　自分のからだのことは自分が一番よく知っていますから！」

もう、期待した私がバカみたいだ。いい先生だと思っていたのに。信頼できると思っていたのに。それなのに、なんだよ。電話を叩ききってやろうかと思ったその瞬間、

「神崎さん、今のあなたは、以前のあなたとは違いますよ」

先生の声は包みこむようなやさしに満ちていた。

決めるのは私

「もちろん、決めるのは神崎さん、あなた自身です。やりたくないことはやらなくていい。でもね、できないと思い込んでたことができた時、それは一生の自信になりますよ。今までは、強い痛みが出るたびに入院したんでしょう？　また同じことを繰り返すの？

今までとは違うことをやってみるんです。うまくいけば、神崎さんにとって今日は人生を変える一日になるかもしれません」

ほんの少しだけ心が動いた。でもすぐに考え直す。いやいやいや、言いたいことはわかるけど、やっぱり今は無理だって……。

「もう一度言います。まずは薬。次に玄関に行くことだけを考えます。靴を履くことだけ。立ち上がる、玄関のドアノブを持つ、ドアを開ける、一歩踏み出す。こうやって目の前の一歩だけに集中するんです。その延長上にうちのクリニックがあります」

（なにを言われても、できないものはできないって…）

「そのまま石のように固まって、あれこれ考えて脳を興奮させ続けますか？　それとも考えるのはやめて目の前の一歩に集中しますか？

今の神崎さんなら大丈夫です。あなたならきっとできると確信しているからこそ言うんです。今まで、いろんな練習を重ねてきたやないですか？　それにあなたはひとりやない。私もいるし、仲間もいます。

やってみてアカンかったら途中でやめたらいいだけです。ここまでたどり着けなくてもいい。大事なのはやってみようと思うこと。そして、**小さな一歩でいいから実際にできたという経験を重ねる**こと。自信をつけるにはそれしかないんです」

先生の思いは理解できた。でもそれは理想の話だ。今の腰の状態ではどう考えてもできるわけがない。私はこれ以上なにを言っても平行線だと思い、みずから電話を切った。

――わかってもらえなかった。この痛みはどうやっても人にわかってもらえない。私の痛みは私にしかわからない。

失望、落胆、諦め、孤独、絶望……。目をつぶるとネガティブな言葉が頭の中に次々とあらわれては消えていく。もうなにも考えたくない。なにも感じたくない。私はすべてを放棄してただ生ける屍のように横になっていた。

どのくらい時間がたっただろうか、それをもよおしたのは——。

目の前の一歩に集中

「トイレには行けるんやね？」先生の言葉が頭の中でリフレインする。

だって、トイレは行くしかないから……。私は頭の中で先生に言い訳しつつ、這うようにして必死にトイレを目指す。脂汗がじっとりと染み出てくる。こんな姿だれにも見せられないな。そう思って笑ったら少し気が楽になった。なんとかかんとかたどり着き、用を済ませ、ほっと胸をなでおろすと、先生の言葉がふたたびよみがえってきた。

「トイレに行けるんやったら、玄関にも行けるよね？」

トイレから玄関まではすぐだ。また這うようにしながら玄関まで行ってみた。外出用のカバンが置いてあるのが見えた。

「玄関で靴を履きましょう」またまた先生の言葉が聞こえてきた。

今朝は立ったまま靴を履いたのがいけなかったのかもしれない。最初から座って履けばイケるかも。私はこわごわと上体を起こすと、壁に手をかけながら呼吸をとめて一気に腰を浮かした。そして玄関のスツールにゆっくり腰かけた。できた。次に靴を履こうと試みる。

——あれっ？　履けちゃったよ……。

バカバカしくなって少し笑った。靴が履けたって、それがいったいなんの役に立つというのだろう？

「その次は、立ち上がる」

先生の言葉に身体が勝手に反応しようとする。

「玄関のドアを開ける」

はいはい、開けるだけならできますよ。

「その次は一歩踏み出すこと」

まあ一歩だけならね。ふと外に目をやると郵便受けから郵便物がはみ出しているのが見えた。雨が降ったら濡れちゃうな。どうでもいいことだけど、せっかく靴まで履いたんだから取りに行ってみるか。腰に手を当て、ゆっくり慎重に一歩、二歩と足を踏み出す。

——あれ？　思ったより動ける。

郵便受けにはおいしそうなピザのチラシも入っていた。そういえば、朝からなにも食べていない。急に空腹を感じた。自宅から一五〇メートルほどのところにおいしいピザパンを売っているパン屋さんがある。

——行ってみようかな？

ふと、そう思った。歩くのは無理だけど、自転車でだったら行けるかもしれない。痛みがある時も自転車ならかろうじて乗れることもあるし。

——どうする？　やってみる？

自分の身体に聞くと、「うん。やりたい」と即答された気がした。まあ、先生の言うことも一理あるし。このまま家でじっと横になっていても、考えすぎてさらにしんどくなることは目に見えていた。痛みがもっと強くなるかもしれないけれど、それはやってみないとわからない。まずは小さな一歩を踏み出してみよう。もしかしたらなにかが変わるかもしれないし。

自転車のサドルにまたがるまでに痛みになん度か襲われたが、なんとか我慢できた。乗ってしまえばなんとか走れそうだ。あっと言う間にパン屋さんまで来たが、もっともっと走れそうな気がした。

——このまま駅まで行ってしまわない？　行ってみようよ、できるよ！

心の中で声がした。その声を信じることに決めた。駅前の自転車置き場に着いた時には、不思議と心が穏やかだった。考えない、考えない。余計なことは考えない。目の前の一歩に集中しよう。

そうして私は電車に乗り、佐野先生のクリニックにたどり着いた。

佐野先生は一瞬驚いた顔をしたが、すぐに心からうれしそうな表情になった。先生のその笑顔を見た瞬間、緊張が一気にゆるんで涙が出そうになった。

通されたのはいつもの大きな部屋ではなく、そのとなりの小さな部屋の方だった。そこはカーテンで仕切られた、いかにもよくある診察室という感じだった。プログラムのある休診日にしか訪れたことのなかった私は、あらためてここは普通の整形外科なんだと、不思議な気分になった。

恐いことを克服する方法

楽な姿勢を取るようにうながされ、私は先生に背中を向けるように診察台に横になった。どこがどのように痛むのかを確認するかのように先生は私の腰から足をていねいに触れてくれた。

「ひとつ聞いてもいいですか？」私は横になったまま、どうしても納得できなかったことを尋ねた。「痛い時に無理に動いてはいけませんよね？」

「そうですよ。**無理は絶対にダメ**です。からだがもっと緊張するし、脳もよりいっそう興奮してしまいます。無理したらアカンわ」

（ええ？　なにそれ？）

「それなのにどうして、ここに来いと？」

「あれ？　そんなこと言いましたっけ？」と先生はとぼけたあとに、くっくっと笑った。

「神崎さんは自分で決めてここに来たんでしょう？　いやぁ、勇気あるわ」

（わけがわからない…）

「だって、先生が……」

「先生が言うたからってなんでも聞いたらアカンよ。いい先生もおれば、私みたいに悪い先生もおる。先生があしろ言うた、こうしろ言うた、先生の言うことやったらなんでも聞くの？」

（そう言うわけじゃないけどさ…）

「しかし、ほんまにいいきっかけやったね。神崎さんにとってなにより恐いのは、突然やってくる激痛でしょ？」

図星だ。私はいつもどこかで怯えていた。だから、仕事を再開するのが恐かった。

「恐いことを克服する方法はひとつしかありません。なにかわかりますか？」

「……？」

「その**恐いことを実際にやってみる**ことなんです。今回、神崎さんにとって激痛がやって来たのはチャンスでした。あんなに痛かったのに、数時間後には電車に乗れた。そういう経験を一度でもしたらもう大丈夫。腰痛を二度と恐がらなくて済みますよ」

「でも動いてもっと悪くなったら？　もっと恐くなってしまうじゃないですか？」

「もちろん、その可能性はありますよ。でもね、私は今の神崎さんやったら大丈夫やと信じたんです。誰にも言うわけやない、神崎さんやから言うたんですよ」

「どうしてですか？」私は身体を起こし、先生の方を見た。

「今まで五回にわたり、神崎さんのことをずっと見てきました」

――私の目をじっと見つめて「ずっと見てきました」と言われ……ちょっとドキドキしてしまったではないか！

そんな私の気持ちなど無視して、先生は淡々と話を続ける。

「神崎さんの動きを見ていれば、腰になんの問題もないことはわかります」

（なんだ、そういうことか）

「それにあなたは、自分で考えて、自分で決めることができる人です。できると思ったからこそ自分の意志で来られたのでしょ？」

たしかにそうだ。先生との電話を切った時点では、これっぽちも来るつもりはなかったのだから。

「自分のからだのことは自分が一番よく知っていますから」

先生は電話での私の口調を真似て標準語でそう言うと、ニッと笑った。

「私」はただの構成概念

「過去にはね、ギックリ腰を走って治した方もいましたよ。四つん這いから、立つ、歩く、走る、と徐々に動かしていくと最後には走れるようになるんだそうです。言うときますけど、私が勧めたわけじゃないですよ」先生が思い出すように言った。

走るとはまた無茶な。だけど動いているうちにだんだん痛みが減っていくのは事実だ。

「もっと驚く人もいらっしゃいました。ギックリ腰の翌日に登山に行くとおっしゃって。さすがにそれは私も止めました。でもね、無事に行って帰ってこられました。山に登っている時はほとんど痛みを感じなかったそうです。人間てね、**自分が思ってるよりずっとずっとすごいんですよ**」

(うらやましい。ビビりで、心配性の私とは大違いだ…)

「へえ、すごい。私もそういう強い人間になりたいです」

「あのね、強い人間、弱い人間なんてないよ。そもそも、自分が『これが私』と思っていることも、ただの構成概念。つまり『思い』や『考え』の集まりなんです。

じゃあ、強いか弱いかは誰が決めてると思う?」

(そっか。決めてるのは…私だ)

「痛い時には動いてはいけないと思うのは、動物的な本能です。本能的な恐怖心に打ち勝つには勇気がいるし、勇気をふりしぼって挑戦された神崎さんは強い人だと私は思いますよ。そんな自分をなめんといてください。私は神崎さんのことを心から尊敬します」

——尊敬するだなんて、そんなそんな。

私は照れくさくて視線をそらした。だけど、うれしかった。

「今日はほんまにありがとう。さあ、立ちましょう。今週のテーマにぴったりやったね。大きなハードルを越えた神崎さんの勇気が、きっとほかの仲間を勇気づけますよ。そして、その勇気はまた自分に返ってくるんです」

「先生、あの。特別な治療って……もしかして……ここに来ることですか？　一番恐れていることをあえてやってみるという……」

もうわかっているけど、念のため確認してみると、

「ね？　特別やったでしょ」

先生はまるでいたずらっ子のように白い歯を見せてふたたび笑った。

もう腰痛は恐くない

帰りの電車の中——。

そういえば、結局、座薬も痛み止めも使わなかった。電話を切った直後は、冷蔵庫に座薬を取りに行くことさえできないほど痛かったから。それなのに……その四時間後には電車に乗れた。自分でもわけがわからない。

あの激痛はうそじゃない。幻なんかじゃない。でも、どこかに消えてしまった。十段階で九の痛みが、今は三くらいだ。キツネにつままれるとはこんな感じなのだろうか。

私の腰痛は腰の問題ではなく、脳の感じ方の問題なのだ。だって、腰が悪いのなら、こんな

に短時間で痛みが消えるはずはないから。

もう腰痛は恐くない。あれほどの痛みが、治療をすることもなく数時間で改善するとわかったのだから、恐れることはなにもない。

最悪の一日になると思っていたはずの今日が、自信を手にした最高の一日へと変わった。

——人生っておもしろい。からだってすごい。

私は心の底からそう思えた。


翌日、パートの面接はつつがなく終わった。腰痛で会社を辞めて入院していたことなど、正直に話すことができた。翌週から週に三日、三時間ずつ働けることになった。まるでつき物が落ちたかと思うほど、仕事復帰への不安は消えていた。

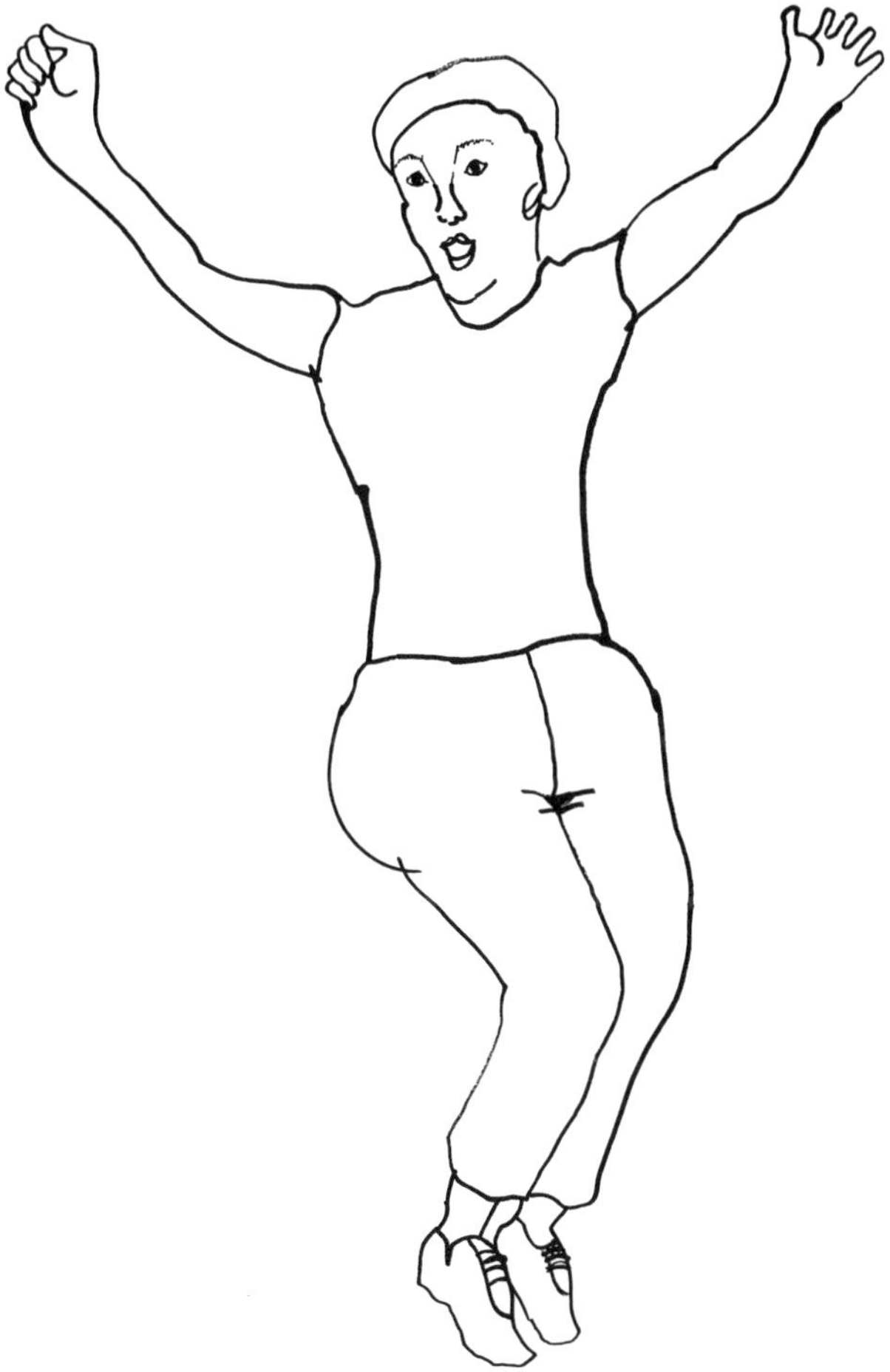

6週目 勇気は連鎖する

身体への捧げもの

いつもより十五分早めに家を出た。無事に面接に行けたことと今週から仕事を再開することを一刻も早く佐野先生に報告したかった。そして、みんなにも私の挑戦を聞いてもらいたい。そんなワクワクした気持ちでクリニックの扉を開けたとたん、不思議な香りに包まれた。

——なんだろう？　この匂いってたしか……。

記憶をたどりながら、部屋へと続くカーテンを開けると、三人の女性が床に座って談笑している最中だった。篠原さんとズボンを膝までたくしあげた立花さん、そして初めて見る女性。

篠原さんは私に気づくと立ち上がって、

「あっ、神崎さん。こちらは鍼灸師の坪田さんです」と彼女を紹介してくれた。

坪田さんは私よりゆうに年上で、不思議な雰囲気を醸し出していた。

――鍼灸師ということは……そうか、これはお灸の香りだ！

お灸の治療はなん度か受けたことがある。効果があったのか、なかったのかはあまり覚えていない。そんなことよりなぜ鍼灸師がここに？　鍼灸師って治療者だよね？　これは自分で治すプログラムで、治療者は必要ないんじゃなかったっけ？　まさか、ここまできて、腰痛に効くツボとか言い出すんじゃないでしょうね？

私のモヤモヤした気持ちに関係なく、篠原さんが坪田さんに話しかける。

「坪田さんはプログラムのなん期でしたっけ？」

「それは……」坪田さんがなんとも微妙な表情に変わった。「私は、途中で棄権だったから」

(途中で棄権？　なになに？　治らなかったってこと？)

「今は私、佐野先生の患者さんなの」

(佐野先生の…患者さん？)

坪田さんのその言い方が少し引っかかった。私だって佐野先生の患者になりたいよ。この前みたいに一対一で先生を独り占めしたいのに。

そうこうしているうちに、佐野先生以外の全員がそろった。私たちは、坪田さんを囲むように輪になって座る。坪田さんは自己紹介もそこそこに、すぐに実技指導に移った。

「今日は、みなさんにお灸を通して、ご自身のからだと対話をしてもらおうと思います。まず、両足のひざから下を出していただけますか？」

——佐野先生はどうしていないんだろう？

先生のことを気にかけながら、私は言われた通りにスウェットの両足のすそをまくりあげる。

「それではツボをさがしていきましょう。足の前面のヒフを上から下に指でていねいに触れていきます」

坪田さんがお手本を見せた。羽でなでるようなやさしい触り方だ。私たちはそれをまねて、両手の指先で両足をていねいになでていく。

「なんとなくここが気持ちがいい、ここに指を置いておきたいと感じるところがあるはずです。ゆっくりと探してみてください」

そう言いながら坪田さんがひとりひとり順番に指導してまわる。

私は、膝の下の外側に少し凹んでいるような、指先で押したくなるような部分を探し当てた。どうやらそれがツボのようなので、マジックでしるしをつける。次に、配られたお灸の裏のシールをはがし、いったん左人差し指の指先に貼る。そして、ライターで火をつけ、煙が出たら、右手でつまんで、さきほどしるしをつけた膝の下のツボに貼り付ける。

「みなさん、ご自分のツボを見つけるのがとてもお上手ですね。触る方の指先、触られる方のヒフ、この両方の感覚に耳をすましましょう。ツボを探すというのは、まさにからだとの対話です。

どうですか、そろそろ温かさを感じますか？　感じたら集中してください。温かさは移り変わっていきます。その変化をじっくりと味わってみてください」

ほんのりと感じられるようになった温かさは、徐々に熱さに変わるとともに、だんだんその範囲が一点に絞られていく。そして、熱さがピークに達したかと思うと、今度はゆっくりと冷めていく。

とても静かで豊かな時間が流れた。心地よいお灸の香り、からだの一点への意識の集中。さっきまでざわついていた私の気持ちが静まっていく。

「私は、お灸をする時間も一種の瞑想のようなものだと考えています」

坪田さんが説明するまでもなく、そう、この感覚が〝今ここに集中すること〟なんだ。

「お灸はヨモギからできているの。独特の香りがしますよね。それに、火と煙。神棚や仏壇には、火がつきものでしょう。火や煙は、神への捧げものや邪気の浄化という意味があるそうです」

（邪気？　そう言われちゃうとなんか急に怪しく感じるなあ…）

「大げさに言うとね、お灸はからだという内なる神にささげる行為だと思っているのよ」

坪田さんは、ここだけの話というふうに声をひそめて言った。

（内なる神ときたよ…）

私は、佐野先生が細胞の中に神がいるようなことを言ってたことを思い出した。

――科学的根拠だったり、神だったり、なんだか節操がないプログラムだよね。

「私、けっこう好きよ、この香り。ゆったりしたこの時間も」立花さんの言葉で、ふと視線をあげると、ほかのみんなもうっとりとした表情で集中しているのがわかった。

「どのツボがいいんですか？」理島さんが質問した。

「それをからだに聞いてみてほしいの。腰痛にはどこのツボ、というような情報はたくさんあるけど、ここでは頭で考えるのではなく、からだに聞いて、からだと対話してもらいたいんです」

「やってみましたか？」

お灸の片づけが終わったあとに、坪田さんが静かに語り出した。

「六年前、私は脊髄に腫瘍が見つかって、その摘出手術をしたあとから原因不明の痛みに苦しみました。なん件かの病院をまわり、いろいろなお薬を試し、最後は脊髄に電極を埋め込む手術を受けました。それでも朝は激痛で目覚め、二十四時間痛みといっしょだったわ。そんな時にこのプログラムに参加したのですが、途中でやめてしまったの。だって、笑うとか、太陽を浴びるとか、痛みを好きになるとか。もうふざけるなと思いませんでした？」

（はい、途中でやめたくなる気持ち、とってもよくわかります）

「それにね……ほとんどの方は腰痛だからどんどん改善していくのね。私は、腰痛とは違う。

腰痛は自分で治せるかもしれないけれど、私は難治性疼痛という特別な痛みだから。コントロールできるようなそんな簡単な痛みではないし、自分でできることなんてなかったの」

過去を思い出すようにポツリポツリと言葉をつなぐ坪田さんの話に私たちはみなじっと耳を傾けた。

「プログラムを途中で辞めて、家に引きこもっていました。死ぬことだけが唯一の希望ってわかります？　いつか必ず死ねる時が来る、この痛みにも終わりはあるんだ。そうでも思わないとやっていけなかったの……」

私は言葉を失った。それほどまでの強い痛みは想像できない。いや……もしもあの時の激痛がずっと長く続いていたとしたら、私も坪田さんと同じことを考えていただろう。

「そんな時、佐野先生が訪ねて来られて」

（佐野先生が？　良かった。先生が助けてくれたんだね！）

「私の泣き言をひと通りじっくりと聞いてくれたあとに、ただひと言、『やってみたんですか？』って――」

（…⁉）

「『太陽は浴びました？』、『からだは動かした？』、『いい気分を感じようとした？』、『からだに話しかけた？』――どれもやっていませんでした。私がそう言うと、『やってもないのに、なんでできることはないってわかるの？』って……」

（え〜、なにそれ！　なにその言い方。先生はほんとにわかっていない。痛みが強い時には、それどころじゃないんだってば）

「『自分でできることなんてない。その言葉はやってみてから言ってくださいね』って」

（ひどい。佐野先生にはそういう冷たいところがあるよね）

「でも、私が変わったのはそれからなの。外に出られなくても、窓を開けることならできる。日当たりの良い部屋で太陽を浴びることもできました。からだには『痛いね、つらいね』ってたくさん話しかけて、たくさん泣きました。先生がおっしゃるとおり、できることはたくさんあったの。その後、佐野先生から、同じ難治性疼痛の仲間を紹介してもらって、ひとりじゃないと思えたのも回復につながりました。先生がおっしゃる〝自分で治す〟ということは、なにも〝自分だけで〟という意味ではないの。お薬も、注射も、治療もうまく使えばいいの。ただし、〝自分ができることは自分でやろうね〟ということだと思います」

私たちは、ただただ坪田さんの話に深く聞き入った。

「先生がなにもしてくれなかった時、ショックと怒りを感じました。でも……」

陰極まれば陽になる

そこへ佐野先生がにこやかに登場すると、坪田さんがパッと笑顔になった。

「ちょうど今、先生が冷たいっていう話をしていたところなんですよ」

「え？　冷たいですか……いやぁ、それは気がつかへんかったわ。ごめんなさい」

先生がぺこりと頭を下げた。そのしぐさが、悔しいけど妙に可愛く思えた。

「坪田さんの場合はね、あの時点ででき得る医療のすべてを試していたんです。そうなると、あとは坪田さん自身に立ち上がってもらうしかない。ドン底って、意外と反発力があってね……」先生はつぶやくように話を続ける。「中途半端なとこにいるより、落ちてしまった方が結果としては早かったり……」

——あっ、もしかして。

その時、私は突然わかったような気がした。身動きひとつできない私に、「電車で来れば」と言った先生の意図が。あの時私は、かろうじてつかんだ手を放され、谷底に突き落とされたような気分になった。そしてなにも考えられなくなった。よけいな思考が止まったから、脳の興奮が収まったし、目の前の一歩だけに集中することができたんだ。そうか、だから四時間後に動けたのかもしれない……。

「医者にとって一番勇気がいるのは、信じて見守ることなんですわ」

「そしてこのプログラムの参加者は、先生がなにもしてくれないから**自分で治すしかない、と腹をくくる**のよ」

それまでじっと聞いていた篠原さんが先生の言葉を受け継ぐと、坪田さんは心の底から同意するように大きくうなずいた。

「本当にそうだった。あの時の先生のひと言、いえ、たたみかけるような問いかけがなければ、私は今でも特別な痛みを持つかわいそうな私として生きていたのかもしれないわ」

「それにね……」佐野先生が私たちの方に視線を向ける。「私はなにも、いやなことやつらいことを頑張れと言っているわけじゃないでしょう？　ただ、いい気分になるように勧めているだけやからね」先生は少し言い訳がましくそう言うと笑顔を見せた。

勇気は連鎖する

「さて、先日神崎さんがとても興味深い体験をされました。お話いただけますか？」

みんながいっせいに私に注目する。

「はい。三日前なんですけど……」突然の話の展開に私はあせった。「靴を履こうとした時に腰から足の先に痛みが走って……」

同じ痛みの経験者なだけに、みんなの眼が興味津々なのが痛いほど伝わってくる。

「ここで教わった通り落ち着こうとして、でも、えーっと、痛みが強すぎてなにもできなくて。それで……それから……」

——アレっ？　さっきまで話したくてうずうずしてたのに、どうした私？

その時、立花さんが小さくうなずくのが見えた。私はそれが「がんばって」と言ってくれているように感じて勇気がわいてきた。

「佐野先生に電話しました！」自分でもびっくりするぐらいの声だった。

「いいぞ、いいぞ」上杉さんが面白がってはやし立てる。それで緊張が解けた。

「そしたら、『特別な治療法があるから今から来れば？』っておっしゃるんですよ。今から来ればって言われても、その時は激痛でまったく動けないんですから」

理島さんが「わかる、わかる」という顔で私を見てくれている。

「タクシーで行くことも考えましたけど、恥ずかしい話、タクシー代も余裕がなくて。でも、だいたい車に乗れるような痛みじゃないんです！　それを先生になん度も訴えたのに、『だったら電車で来ればいいでしょう？』なんて軽く言うんですよ」

熊澤さんが「アハハ」と笑いかけて、あわてて口をつぐむ。

「先生にはどれほど痛いのかがわからないんだと、すっごく落ち込みました」

小鹿さんのバンビのようなかわいい瞳が話の続きを催促する。

「それから四時間くらいたって……まぁ、最終的には電車に乗ってここまで来たんですけど」

「えーっ、どうやって？　そこをもっとくわしく教えてくれなきゃ」

上杉さんが駄々っ子のように言う。

「それが……自分でもよくわからないんです」私はあの日の記憶をたどる。「そうそう、トイレに行きたくなったんです」

「トイレ？」みんながハモるように言ったのが可笑しかった。

「はい。これまた恥ずかしい話なんですけど……急にしたくなっちゃったんです。もちろん痛くてそれどころじゃない状況には変わりないんですよ。でも、さすがにソレには勝てないというか、もうがまんできなくて、なんとかかんとか頑張ってトイレに行ったんです。そしたら、そういえば先生が電話で『トイレに行けるなら玄関にも行けるよね？』なんて意地悪なことを言ってたのを思い出して。考えたら、また部屋まで戻るより玄関の方が近いなぁなんて思ってたら、玄関まで行けちゃったんです。ほんと、自分でもびっくりして、そしたらまたどこかから先生の声が聞こえるんですよね、困ったことに」

『くつを履きましょう』って？」篠原さんが笑いをこらえながら言う。

「そうなんですよ～。でも、ぜんぜん笑い事じゃないんですよ。もう、戻るに戻れないっていうのか。それで、もうどうにでもなれって感じでくつを履こうとしたら、意外にもすんなり履けちゃって」

「でも、外に出るのは勇気がいったでしょう？」立花さんが自分のことのように心配してくれる。

「はい。だから外に出ようなんてことは思わないようにして、次の一歩だけを考えました」

「次の一歩？」熊澤さんが聞く。

「はい。ドアを開けることに専念しました」

「へぇー」とみんなが大きく感心してくれたので、私はうれしくなった。

「でも、痛みはどうなったの？」理島さんらしい質問がきた。

「いや、痛かったですよ。玄関を出た時は、からだもエビのように曲げたままだったし。自転車に乗るまでが一番つらかったですね」

「へぇ〜、自転車乗れたんだ！　よくそこでやめようと思わなかったね」熊澤さんがほめてくれるように言った。

「それはもう……いっぱい思いました。痛みはもちろんですけど、佐野先生の『電車で来れば〜』っていう悪魔のささやきと、『動いてはダメ』というこれまでの経験から聞こえてくる心の声がずっと闘ってるんですもん」

——そう、あの時はいろんな雑念を振りはらうのが本当に大変だった……。

「よく負けなかったねぇ」上杉さんの言葉が暖かかった。

「はい。ここで動かない方を選んでしまったら、今までとなにも変わらないし、これからもずっと変われないと思ったんです。もうね、こんな人生は嫌だ、こんな自分は嫌だって」

「すごいよ、すごい。それしか言えない」いつも冷静な理島さんが興奮を隠さない。

「それに、もしこれで私の腰がもっと悪くなったとしたら……佐野先生に全責任をとってもらおうと思いました」軽く先生をにらみながら言うと、みんなが声を出して笑った。

「あと、その特別な治療法というのも知りたくて。先生ってなにか特別なことを知ってそうじゃないですか。みなさんも知りたいですよね？」

みんなが大きくうなずいた。

「そしたら、なんと、それがびっくりなんですよ。先生の特別な治療法って、〝ここまで来る〟ってことだったんです。動けないという思い込みに勝つ、みたいな。なんかもう新種の詐欺にあった気分なんですけど」

　私がちょっとむくれてみせたら、「それ、先生の言いそうなことだよ」と理島さんが冷静に言い、「うん、おれも途中でわかった」と上杉さんがちょっと威張って言った。

（え〜、もっとみんな驚くと思ったのに…）

「でもそのおかげで、自分でも信じられないぐらい自信がつきました。今まであんなに恐かった腰痛が大したことないんじゃないかと思えてきて。**一〇〇％無理だと思い込んでいたことが、実際には無理じゃなかった。**有り得ないって思っていたことが、やってみたら有り得たんです。これってすごいことですよね」

　今こうして自分で話していてもすごいって思える。信じ続けてきた価値観が一八〇度ひっくり返ったこの感覚をなんと表現すればいいんだろう。

「クリニックからの帰り道は不思議なくらい痛みが軽くて、本当に痛みって脳内での暴走なのかもしれないなあと思いました。経験して初めて、ここで先生に教わったことが腑《ふ》におちました。それに……」急に胸の奥に熱いものが込み上げてきて、私はそれをぐっとのみ込んで話を続けた。「先生が……ひとりじゃないよ、みんながいるよって言ってくれたんです。それで、私……」

ああ、泣いちゃいそう……私は必死に泣くのをこらえた。

「ここまで来ればみなさんが暖かく迎えてくれるんじゃないかって。もちろん、その日にみなさんがいるはずはないんですけど、でもその様子を必死でイメージして……。それも私がここまで来られた理由のひとつなのかなと思います」

なんとか最後まで泣かずに話すことができた。立花さんと小鹿さんはうるうるしながら私をやさしく見つめてくれている。自然にわいたみんなのあたたかい拍手に包まれて私は幸せだった。

「いやぁ、すごい勇気をもらいました。ぼくもまた痛くなったらと、いつもびくびくしてばかりですが、神崎さんの話を聞いて自信がわいてきました。神崎さん、本当にありがとう」

理島さんのストレートな感謝の言葉が照れくさかった。

「なんだかんだとここでいろいろ教わってきたけど、内心は痛い時はやっぱり安静だろって思ってたんだ、俺は。今日の神崎さんの話、忘れないよ」

上から目線じゃない上杉さんが初めて私のことを認めてくれた。

「本当によくがんばったわねぇ。私にはそんな勇気はとてもないけど、もしも今度痛くなったら神崎さんの経験を思い出すようにするわ」

立花さんがしみじみと言った。

「なんかわかるなあ。『よしっ！』と決意した瞬間、とてつもない力がわくんですよね」熊澤さんが深く共感してくれた。

少しは期待していたけど、まさかみんながこんなにも喜んでくれるとは。私の勇気が、ほかの誰かを勇気づけた。そしてまた、そのことが私にさらなる勇気を与えてくれた。**勇気はこうして人から人に連鎖するの**だと私は初めて知った。

「ほかのみなさんも、特別な治療を受けたくなったらいつでも大歓迎やからね」

ずっと黙って聞いていた佐野先生が言った。

「さあ、次に『挑戦したこと』を話してくれる方はどなたですか？」

それぞれの「挑戦」

「いやあ神崎さんのすごい話のあとだからさ、ちょっとしゃべりづらいなぁ」苦笑いしながら上杉さんが切り出した。

「母の介護でね、ベッドから車椅子への移乗っていうの？　あれが恐くてできなかったんだよ」

(ああ、たしかに。ものすごく腰に悪そう)

「今までおれは、小がらな女性の介護士さんがおれの目の前で母を支えてくれているのをただ見ているだけでいつも申し訳ないなぁと感じていたんだ。なにしろ腰があれだからさ。でも、やってみた。やれた、できたよ。腰はなんともなかった。やっぱり筋トレがいいんだよな。あれで自信がついたっていうの？」

「そう、上杉さん、この五週間で別人のように筋肉がつきましたよね」

上杉さんの身体に少しほれぼれするような視線を向けながら篠原さんが言うと、佐野先生が、

「実は、篠原さんは筋肉が好きでね、ええからだをしたハダカの男性の写真を見ていつもにやけてはるんですわ」とつけ加えた。

（え？　ハダカの男性って？）

「違いますよ。私は理学療法士としての職業的関心から日々肉体を研究しているだけです」

篠原さんがちょっとだけムキになる。

（なるほど、どうやら篠原さんは筋肉フェチで、上杉さんは篠原さんの趣味にうまくのせられちゃったというわけだ）

佐野先生によけいなことを言われて、少し困った様子の篠原さんを助けるように上杉さんが発言した。

「まあ、人の趣味はね、いろいろあっていいんじゃないの。とにかく、筋トレをするとみるみるからだが変わっていくのがわかるんだよね。尊敬するとか信頼するとか言われても、いまいちピンとこないんだけど、これまでからだのことを過少評価していたのは認める。からだの能力、可能性はすごいよ」

上杉さんの実感は私にもよくわかる。**身体を動かすトレーニングをすることで、これもでき**

る、あれもできると目に見えるかたちで自信がついてきたことは確かだ。

「ぼくは、なわとびをしました」

次に話を切り出したのは理島さんだった。

「ヘルニアを刺激するからジャンプは絶対にダメと言われてたんです」

（わかるわかる。ジャンプっていかにも椎間板を押しつぶしそうなイメージがあるもんね）

「息子がひとりで家の前でなわとびの練習をしていて、いっしょにやろうかと声をかけたんです。息子は、『パパ、腰は大丈夫なの？』って少し驚いていました。

まあ最初はね、やっぱりおそるおそるで、跳んでるっていうよりはかかとを上げ下げしているだけで。息子には、『パパ、なわとびを跳んだことないの？　教えてあげる』と言われる始末でした。まあ、最後には二重とびを披露し、父親の面目は保ちましたけどね」

理島さんたらすっかりパパの顔になっちゃって。親子で仲良くなわとびをしている様子が目に浮かぶ。パパが元気になって、息子さんはきっとうれしかっただろうな。

熊澤さんは、全力疾走ができたと胸を張った。なんでまた全力疾走？　と思ったけど、走れるかどうか、自分を試してみたかったそうだ。体育会系の人の考えることは私にはよくわからないけど、白黒はっきりつけたい熊澤さんらしい発想だと思った。このプログラムの初日、まるで借りてきた猫ならぬ〝クマさん〟みたいだった気弱そうな熊澤さんはもうどこを探してもいない。

立花さんは、なん年ぶりかにご主人と一泊の温泉旅行に行かれたそう。旅行先のホテルのプールで泳いだことをうれしそうに報告してくれた。後で食べましょうね、とみんなにお土産のお菓子をてきぱきと配る様子を見て、立花さんももう痛みがなくなったのかなと感じた。

最後に残ったのは小鹿さんだった。いつものか細い声で話し出した。

「私は、そんな……発表するほどのことはなくて」

（小鹿さん、もう少し声出そう。がんばって！）

「……なにかやらなきゃと思って、子どもといっしょにホットケーキを焼こうとしたんですけど……」

みんなが両耳を小鹿さんに集中して次の言葉を待つ。

「とちゅうで痛みが強くなって、少し休んでからまたやろうと思ったんですけど……。結局、母が焼いてくれて。私はやっぱりダメなんだって、よけいに………」

最後の言葉はほぼ聞き取れなかったが、激しく落ち込んでいることだけは十分に伝わってきて、場の空気がいっきょに重くなった。そんな重苦しい雰囲気を変えたのは熊澤さんのひと言だった。

「結果はどうであれ、〝やってみた〟というだけでも立派な〝最初の一歩〟じゃないですか！」

（んっ？　どこかで聞いたことのあるセリフ）

「――ねえ、先生。そうでしたよね」と熊澤さんは佐野先生に同意を求めると、先生は笑顔で大きくうなずいた。

「挑戦したと思うよ」

「ほんとだよ。できたことに目を向けようよ」

「お子さんとキッチンに立ててよかったじゃない」

理島さん、上杉さん、そして立花さんが次々と優しい言葉をかけた。私も心からそう思った。

「ありがとうございます。私……」

ようやく小鹿さんが顔を上げた。

「来週までにもう一度なにかに挑戦してみます。私もみなさんみたいに笑って報告したいから」

今度は十分に聞こえる声だった。

過去の自分との対話

その夜、私はゆっくりお風呂につかりながら、プログラムの終わりに佐野先生が言ったことを思い出していた。

「来週はね、みなさんの『腰痛物語』を聞かせてほしいんです。腰痛との長くて深いお付き合いの中で、みなさんはいろんな出来事を経験し、いろんなことを考え、いろんな気持ちになられたと思います。

今まで自分が大事に抱えてきた腰痛に対する『思い』や『考え』をここで話すことで整理し、役に立たないものにはお別れを告げるんです。言葉が悪いかもわからんけど、腐れ縁の恋人と本気で別れるために一度きちんと話をするみたいなイメージやろか？

それとね、その物語の中にみなさんの本音が隠れていることがあります。もし腰痛がなにかを教えてくれたのだとしたら、それはなんだったんでしょうか？　みなさんは自分のからだと対話するのがだんだんうまくなっています。今ならからだのメッセージがわかるかもしれません。

たとえば……そやね、ご自分の過去の出来事が書かれた本を、もうひとりの自分が淡々と読むような感じでね、客観的に振り返ってみてください」

――腰痛がなにかを教えてくれたとしたら……。

私はぼんやりと自分の過去に意識を向けた。

今から思うと、始まりは単なる過労だったのではないだろうか――。

毎日の深夜残業に休日出勤。会社全体がそんな感じだったから、なんの疑問も思わなかったけど、あれは働きすぎだったよね。夜の十時からのミーティングが日常茶飯事なんて、身体が悲鳴を上げても無理はなかった。

整形外科で「椎間板ヘルニア」の診断を受けたのは衝撃だった。重病だと宣告された気がした。今さらしかたがないけど、もしもあの時、整形外科のドクターが、「大丈夫、この痛みは心配いらない。疲れているんじゃない？　働きすぎじゃない？」と言ってくれたとしたら、こんなことにはならなかっただろう。それはそのあとに通った多くの代替医療の治療院にもいえる。あの時の私に必要だったのは安心できるひと言だったのに、『腰が悪い』という思い込みが増してしまうネガティブな情報ばかりを与えられた。

激痛が起きたのは、後輩が休職することになった直後だった。あの時の後輩に対する怒りの感情は、記憶の片隅にしこりのように残っている。今だからわかる。あれは嫉妬だ。私の方が休みたい、私の方がずっと大変なのよ、それなのになぜあなたが先に身体を壊すのよ、私の方が身体を壊すべきでしょ？　という気持ち。そして、実際に自分の思った通りになったのだから、笑うしかない。

それに、あの日。激痛に耐え、駅のトイレで泣きながら出社したあの日。新規のスポンサー契約のために、なにがあっても行かなくてはならないと思った。私が行かないと、私でなければダメだと思った。ばかみたい。そんなのただの思い込み。私の代わりなんてたくさんいたのにね。

私は、自分の身体のことより、人からどう思われるかの方が大事だった。いや違う、私が後輩に感じていた「甘えている」という思いを、今度は私がほかの誰かから向けられるのが恐かったんだ。

休職中に痛みはなかった。そして、復帰直後、あの二度目の激痛。あれはなんだったんだろう？　働きたくないという身体の声？　もしそうだとすれば、仕事をやめたあとは、すぐに治ってもいいはずだよね。どうしてなかなか治らなかったんだろう、痛みが小さくならなかったのだろう？

そこから先が自分でもよくわからない……。

久しぶりの再会

翌日――。

医療保険の請求に必要な診断書をもらうため以前入院していた大学病院に向かった。途中電車の中で通院していた時の気持ちを思い出した。

あの頃私は、「もうなにをしても治らない」とあきらめと絶望の気持ちでいっぱいだった。

それでもあの大学病院に通っていたのはなぜだったのだろう。仕事を辞め、都落ちのように実家に戻っていた手前、なにもしないわけにはいかないと思っていたからだろうか。ペインクリニックで整形外科への入院を勧められた時も、自分の頭で考えて決める気力なんかなかった。医者に言われるがまま、ただ任せていただけだった。だけど、だけど……なんだろう？　ほんの少し……うれしかった

——えっ？　うれしいって、なぜ？

私は胸の奥の方から突如あらわれた感情に戸惑った。でもよくよく思い出してみると、それ以前の二度の入院の時だって、なぜかうれしいと感じていたような記憶がある。

——どうして私はうれしかったのだろう？　入院するほど重症なんだと認めてもらえると思ったから？　だとしたらいったい私は誰に認められたかったのだろう……。

大学病院の受付は相変わらず混んでいた。一時間近く待たされ、ようやく書類をもらって帰ろうとする時だった。

「神崎さん」

懐かしい声がした。振り向くと主治医だった今井先生がにこにこしながら立っていた。

「お久しぶりです。ずいぶんとよくなられたと聞いてますよ」

（聞いたって、誰に？）

「先週末、ある勉強会で佐野先生にお会いして、神崎さんのこと少しだけうかがったんです」

（あっ、そうか。今井先生は佐野先生の知り合いだった！）

佐野先生のプログラムを紹介してくれたのが今井先生だったことをすっかり忘れていた。

「はい。おかげさまで」

「プログラムでは、どんなことをやっているのですか？」

「ええと……佐野先生が私たちに質問したり、答えたり」

「はあ……」

「あと、ハッピーなこととかを見つけてきてみんなで発表したり」

「ハッピー？　……発表？」

「いえ、ハッピーです。それと、ダンスしたり」

「ダンス!?　ああ、運動療法ですね。ほかに身体面へのアプローチはどんな手法を？」

「どんな手法って言われても……。まあ、『ありがとう』って言ったりとかですかね」

「あ、ありがとう……ですか？」

「はい。それに、マッサージしたり、昼寝したり、歌をうたったり、瞑想したり……」

私が説明すればするほど、今井先生は目をパチクリさせるばかりだ。

——きっと先生の頭の中はクエスチョンマークが激しく点滅してるんだろうな。

そう考えると可笑しくてしかたなかった。

「もしさしつかえなければ今度もっと詳しく教えてもらえませんか？　僕は全人的医療とグループ療法に関心がありまして、患者さんの立場からの感想や実際の効果のほどをぜひとも伺いたいんです」

「ええ、まあ……私でよければ」

私たちはメールアドレスを交換した。

7週目　腰痛が教えてくれたこと

小鹿さんの挑戦

初夏を思わせるような暑い日。遅刻しそうになり、あわててクリニックに駆け込んだ。部屋ではすでになん名かがスクワットをしていた。上杉さん、理島さん、熊澤さん、いつもの男性陣と今日はその輪の中にもうひとり、小鹿さんの姿を見つけた。

小鹿さんは私と目が合うと、小走りに駆け寄ってきて、「神崎さん、あのね……」とうれしそうに目を輝かせた。

ウォーキングやダンス、呼吸法や瞑想などひと通りのエクササイズが終わり、七週目の講義が始まった。

佐野先生は開口一番、「小鹿さんから素敵なご報告があるようですよ」と言ってにっこり笑った。

「はい。私は今日、電車で来たんです。電車に乗ったのは三年ぶりなんです」

小鹿さんは、たしか今まではお母さんの運転する車で来ていたはず。そして、お母さんはいつもクリニックの入り口まで小鹿さんに付き添っていた。そう言えば、今日はお母さんの姿を見かけていない。ということは、小鹿さんは、今日ひとりで電車にのってここまで来たということなのかな。

「いやあ、頑張ったねー。今、どんな気持ち？」上杉さんが声をかけると、小鹿さんは控えめにうなずいてから、かみしめるように言った。

「はい、ちょっとだけ自分をほめてもいいかなと思います。先週、神崎さんのお話を聞いた時、もしかしたら私も電車で来ることができるかもって心が動いたんです。神崎さんは一〇〇％無理だと思っていたのにここに来ることができた。私は……一〇〇％じゃないな、九十％くらいかなって。だったら私が思っている無理も無理じゃないかもしれない。だって、十％はできると思っているわけだから……」

（うんうん、そうだよ。無理なんて単なる思い込みなんだよね）

「母は、反対したんです。ひとりで行くなんて無茶だって。もし途中で動けなくなったらどうするのって。そう言われると、また不安になって……。すごくすごく迷ったんですけど……」

そこまで言うと小鹿さんは涙声になった。三年ぶりにひとりで電車に乗るということがどれほど恐いことなのか私には想像できる。彼女がふりしぼった勇気の大きさを思うと胸が熱くなった。

「きっと、神崎さんも……こんなふうに、迷いながら、行くって決めたんだって。変わるって決めたんだって。そう思うと、ひとりじゃないような気がして……。それに、ここに来れば、みなさんがいると思うと、とても心強かったんです」

一瞬の沈黙のあと、自然と拍手がわいた。心なしか佐野先生の目も潤んでいるように私には見えた。

六名の腰痛物語

佐野先生がホワイトボードに、

腰痛が教えてくれたこと

と書いた。

「さて、どなたからお話いただけますか？」

しかしさすがにすぐにはだれも手を上げない。それぞれが様子をうかがっている雰囲気の中、「じゃあ――」と先陣をきったのは、やはり理島さんだった。

◆――理島さんの物語

「まあ、ぼくの場合、これといって大した話はないです。仕事がSEなので、朝から晩まで座りっぱなし、深夜まで働いて休日は寝ているだけという生活でした。からだが教えてくれたとしたら、もう少し運動した方がいいということかと思います」

「毎日、深夜ですか？」佐野先生が確認する。

「ええ、まぁ。SEってそんなもんです。みんなそうだから」

佐野先生が小さくうなずく。

「理島さんがこのプログラムに興味を持たれたきっかけはなんでしたっけ？」

「ああ、それは……」理島さんが少し口ごもった。「実は……。痛みのピークの時に、妻の前で泣いてしまったことがあったんです。自分でも信じられないほど、叫ぶというかわめくというか。その時は、あまりの痛みで恥ずかしいと感じる余裕もなくて。でも不思議なことに、号泣した後は痛みが四分の一くらいに減ったような気がしたんです。だから……なにかこう……心の奥にあるんじゃないのかなあと思って」

先生は深くうなずくと、さりげなく聞いた。

「で、なにかありました？」

「う〜ん」理島さんは視線を下に向け一点を見つめる。「……まだよくわからないです」

理島さんは、腰痛以外にからだの症状はありましたっけ?」

「ああ、そう言えば」となにか思い出したように理島さんが答えた。「腰痛の前はけっこうひどい肩こりがあって、湿布や痛み止めが手放せなかった時期がありましたね」

「胃腸の調子はいかがですか？」

「あ〜、胃も時々。軽い逆流性食道炎と診断されたことがあります」

「お腹もゆるい方かな？」

先生がそう聞いたとたん、理島さんの表情が一変した。

「それほどひどくはないですが、よく利用する駅のトイレの場所は一応把握しています」

「花粉症もあって、風邪も引きやすい方でしょう？」

「ええ、まあ」

「肩こりや腰などの痛み、それから胃腸の症状、アレルギー、風邪を引きやすいなど、いくつかの症状を複合的に持っていて、順番に症状があらわれる人には特徴があるんです」

（あっ、私もそうだ。肩こりと胃の痛みと花粉症がある）

「たくさん我慢してる――」佐野先生がそう言うと、理島さんが眉間に軽くしわをよせて、なにを言っているのかよくわからないとでも言いたそうに首をかしげた。

「そして我慢していることに気がつかない。そやから、限界を超えた時に堰《せき》を切ったようにあふれるんです。痛みも激痛になりやすいですねぇ」

理島さんは言葉を忘れてしまったかのように黙り込んでしまった。すると先生は質問を変える。

「理島さんはSEのお仕事がお好きですか？」

「……まぁ、嫌いではないです。というより、もうそれしかできませんから」

「今後もずっと続けていきたい？」

「ええ、まぁ……。いや、まぁ、体力的にきついと思う時もあります。たまにですが、定年まであとなん年か数えたり、でもまぁ、それはまぁ……」

そこに理路整然と話すいつもの理島さんの姿はない。

「早く定年になって仕事から解放されたい。そう思いながら、毎日毎日深夜までねぇ……」言葉とは裏腹に先生の声はやさしかった。

理島さんは両手を頭において、一生懸命なにかを考えている様子だった。

「う〜ん、そうか、そこか……」ようやく口を開いた。「まぁ、我慢といえば我慢ですが。う〜ん、でもなぁ……。先生、それがわかったところでどうしようもないっていうか……。これ、残酷ですよ」ほとほと困ったというように理島さんは頭を抱え込んだ。

「これは単なる雑談だと思って聞いてくださいね」先生はゆっくりと話し始めた。「私が大学病院の勤務医だった時は、家にも帰れず、目の前の仕事にいつも追われていました。まさに追われている、こなしているという感覚で、そのうちになにも感じなくなっていました」

（ああ、私も同じだった。目の前の「ＴＯ ＤＯリスト」を消化するので精一杯だったなぁ）

「今はね……楽しいと感じます。幸せやなぁ、と感じます」

先生はひと言ひと言ゆっくり話す。

「みなさんといっしょに、お話をして、からだを動かして、歌って、踊って、昼寝して――」

（先生、この前本気で寝てたもんね！）

「みなさんが幸せになっていくのを見守る。本当にいい仕事です。

『そういうもの』『みんなそう』『それしかできない』……。それは、ほんまかなぁ？」

先生は窓の外を眺め、まるでひとり言のようにつぶやいた。そのちょっとわざとらしい言い方に理島さんは思わず苦笑した。

「それを腰痛が教えてくれた……ってわけですか？　参ったな」

――先生の言うこともわかるけど、それは先生が恵まれているからだよ。みんながみんな、好きな仕事につけるわけじゃない。

私には理島さんの葛藤がよくわかる。

◆――立花さんの物語

「これを見てください」立花さんがバッグから取り出して見せたのは何十枚という数えきれな

いほどの診察券だった。「これ全部、腰の治療のものです」

（すごい！　私も十枚以上は持っているけど…）

「主人が、本やインターネットで調べては、あっちの病院、こっちの治療院と、毎日のように連れて行ってくれて。でも、やりすぎよね」

（はい、やりすぎです）

「でも、主人にはなにも言えなかったの。だって、私のために一生懸命やってくれていることだから」

「ご主人は今、お仕事は？」

「ちょうど、定年を迎えたばかりでね。今は時間がたっぷりあるんですよ」

「ほかにご家族は？」

先生の質問に立花さんは少し動揺した様子を見せたが、すぐに意を決したように話し出した。

「ひとり娘がいるんですけど、結婚のことでいろいろともめて、あるとき娘が家を出て行ってしまったの。音信不通になって、私も夫も眠れず、食べられずの日がずいぶん続きました。今から思うと、腰の痛みが強くなったのはその頃からだったわね。腰の手術を受けたあとは、主人が献身的に看病してくれました。家事なんてまったくしない人だったのに、洗濯や料理、そうそう、スープをつくってジャーに入れて持ってきてくれたこともあったわね。人が変わったようにやさしくしてくれたの。主人も娘のことでさみしかったんでしょうね、きっと」

私たちは立花さんの話に聞き入った。

「私の腰痛治療が主人の生きがいで、私もそのことが少しだけうれしくて。どこかでもうこのままでもいいと思っていたのかもしれないわ」そこまで言うと立花さんはひと呼吸おいた。そして自分に聞かせるようにふたたび話し始める。「もしこの痛みがなくなると、ぽっかりと穴が開いて。そうしたら……娘を失った苦しさに正面から向き合わなくてはならないような気がして……」

立花さんの瞳が涙でいっぱいになった。私にはまるで時間が止まったかのように感じられた。

「でもね……、みなさんがどんどん明るい方へ変わっていくのを見ているとね、そう、私も変わりたくなったの。主人にははっきり言おうと思います。私の腰痛ではなく、ほかの生きがいを見つけてほしいって。私はもう、治ることに決めたからって」

そうきっぱり言うと立花さんは背筋を伸ばした。

「もう治ることに決めた」だなんて！――立花さんがとてもかっこよく見えた。

◆――熊澤さんの物語

「このプログラムの初日に、子どもの頃、腰椎分離症だったという話をしたと思います。そのことで母親がなにかにつけて腰のことを心配するようになったんです。高校でレスリング部に入部した時も、『あなたは普通の腰じゃないんだから』と猛反対でした。いつの間にか自分でも『俺の腰は普通じゃない、特別なんだ』って。普通の腰じゃないのに『こんなに練習を頑張っている自分』、普通の腰じゃないから『試合に負けても仕方ない自分』と腰にハンデを背負っている自分が、なんて言うのかな……特別って言うのかな？　そんなふうに思ってました」

（なるほどね。子どもの頃から親に言われ続ければ、そりゃあ「普通の腰じゃない」って思い込むようになるよね…）

「レスリングでは一度だけいい成績を取ったことがあるんです。オリンピック候補の基準になる大事な大会で優勝して、その時はもう有頂天で。自分もまぁ完璧主義なんで、練習をやりすぎたんでしょうね。日に日に腰痛がひどくなり始め、試合でも格下の相手に勝てなくなってしまいました。腰さえ悪くなかったら、こんなからだじゃなかったら、本当は実力があるのに。思うような成績を残せないことをすべて腰のせいにしてたんです」

（それはしょうがないよ。誰だってそう思うって）

「手術しようと思ったのも、きっと手術が必要な特別な腰だと思いたかったんです。結局、腰のことを言い訳にして、これはできない、あれはできないって逃げてばかりだった。でも、こんとこずっと腰はぜんぜん痛くないし、ようやく腰は悪くなかったんだって認めることができるようになりました。……いや、ほんとはまだ認めたくない気持ちもあるんですけどね！」

そう言って熊澤さんは豪快に笑った。素敵な笑顔だった。

「逃げてばかりとおっしゃいましたけど、ほんまにそうやったんですか？」

佐野先生が質問すると、熊澤さんは一瞬戸惑った様子を見せたが、すぐに、

「あっ、そうか。『逃げてばかり』ではなかったですかね。『逃げた部分もあった』ですね」

と言い直した。

先生は笑顔で小さくうなずきながら、誰に言うともなくつぶやいた。

「逃げるってそんなに悪いことですかねぇ？　野生動物で言うと、逃げることは生存のための最適な選択肢です。疾病逃避という言葉もありますけど、それは弱音を吐けないみなさんに代わって、からだが先にギブアップをしてくれる、人間に備わった素敵なシステムやと私は思いますけどね」

「疾病逃避」と聞いて、私は会社員時代に病気を理由に仕事から逃げた後輩のことを思い出した。

――素敵なシステム？　人に迷惑をかけておいて？

私にはとてもそんなふうには思えない。

◆――私の物語

私の番になった。気持ちを落ち着けて、過去の自分の「思い」や「考え」をなるべく正直に話そうと決心した。

「私はこれまで腰痛で三回入院しているんですけど、入院が決まった時、私、少しうれしかっ

たんです。それはたぶん入院するほど重症なんだって認められた気がしたから……。軽い腰痛なのに、大したことないのに会社を辞めたとだけは思われたくなかった。仕事がつらいから逃げ出したって、そんな弱い人間だって、甘えているんだって、思われたくなくて……」

——そう、病気に逃げるなんてズルい。だって、病気を言い訳につかわれたら誰もなにも言えなくなるから。私は自分がそんな弱い人間だと認めるわけにはいかなかった。

私が自分の内面と向き合い次の言葉を探していると、篠原さんの声がした。

「神崎さん、痛くてつらい時は誰だって弱るんじゃないかな？」

「えっ？」

「弱ったら甘えたくなるでしょ？」

（それはそうだけど…）

私は篠原さんの顔を見た。

「想像してみて。『痛いよ〜』『つらいよ〜』って全身で泣きじゃくっている小さな子どもをお母さんが『よしよし』って抱きしめている姿」

（…子ども？　お母さん？　どうして今そんな関係ない話をするの？）

「ねえ、少しうらやましくない？」

「……」

その時ふいに、ひとりぼっちで痛みに耐えていたあの地獄のような三日間の記憶がよみがえってきた。たくさん我慢している。そして我慢していることに気がつかない――それは、さっき理島さんが先生に言われたセリフだ。

――私は腰痛になってから……いや、違う。違う違う！　腰痛になるもっとずっとずっと前から私はたくさんのことを我慢してきた……。

いつの間にか私の目から涙があふれ出し、もはやおさえることはできなかった。

しばらくしてようやく私が落ち着きを取り戻すと、篠原さんがやさしい口調で言った。

「逃げていいし、弱っていいし、甘えていいの。そのことで周りの人からなにかを言われるかもしれない。そんな時には、心の中でこう言い返せばいいのよ。『そうなんです。私、甘えてるんです、それがなにか？』って」

私は思いもよらない篠原さんの言葉に目を丸くした。篠原さんは続けてこう言った。

「その通りなんです。私、逃げたんです。めっちゃ弱いんです。ダメダメなんです。しかも、アホなんです。もうね、どうしようもないんです」

篠原さんがひとつひとつの言葉を誇張して、しかもフザケた口調で言うものだから、私は可笑しくなって少し笑顔になった。

「弱い私が弱いなりに、ダメな私がダメなりに、アホな私がアホなりに、こうしてなんとかやってるんです。これが今の私なんです。で、それがなにか？」

篠原さんの言葉がじわじわと胸に沁みていく。

——そっか、逃げていいし、甘えていい、それでいいのかもしれない。

そう思えた瞬間、ずっと胸の奥に引っ掛かっていたあの後輩への怒りが静かに消えていくような気がした。

◆——上杉さんの物語

「二十年ほど前になるかな、ギックリ腰で救急車に乗ったことがあるんだよ」上杉さんはしみじみと語りだした。「家内が勝手に救急車を呼んで、そのことで大げんかになってね。だって恥ずかしいじゃないか、たかが腰痛で救急車なんてさ。もしも会社の人間に知られてたらどうするんだって。

『健康管理も仕事のうち』『自分を管理できない人間は仕事もできない』なんて会社でよく言ってたからな。おれは常に全力で仕事をしている自覚があったから、まわりにもそれを求めていつもイライラしてた。家内はそんなおれに嫌気がさして、ある日息子を連れて家を出ていってしまったんだ。

定年を迎えた時、ひとり暮らしだった母が大腿骨を骨折して、同居しておれが面倒をみることになったんだ。これがまた、毎日退屈でね。母の介護さえなけりゃ今頃おれは再雇用で働いていたのになぁ、なんて考えると母に対しても、母の介護を押しつけた兄弟に対しても、なんともねぇ……。

おれはずっと介護で腰を痛めたと思ってたけど、まあ、今ならわかる。あれだけ毎日いやな気分で過ごしていればからだがおかしくなっても不思議ではないよな。腰痛になったらなったで、今度は腰痛を完璧に治すことにこだわって、手術を二度受けることにした。入院と手術を言い訳にして母を施設に預けてさ。気がつけばおれのまわりには誰もいなくなっていた……」

上杉さんがここまで自分の気持ちを正直に語ったことが驚きだった。私は自分の過去を責める上杉さんが少し心配に思えた。

「腰痛が教えてくれたこと？　そうだなぁ、おれの今までの人生は間違いだった、ということかな」上杉さんが自嘲気味に笑う。「でもそんなこと、今さら教えてもらってなんになる？　おれはもう六十五だよ。気がつくには遅くないか？　なあ、先生」

上杉さんのため息まじりの問いかけに、佐野先生が言った。

「私の好きな心理学の先生がね、『なん歳くらいまでなら性格を変えることができますか？』と聞かれてこう答えたんです。『死ぬ二日前くらい前かな？』って」

その言葉を聞いた上杉さんの表情がちょっとだけ明るくなった。

◆――小鹿さんの物語

「結婚して五年になります……」

小鹿さんは今すぐにでも泣き出しそうだ。

「恋愛結婚で、最初は主人の方が私のことを好きだったんです。ところがしばらくすると主人が変わったというか、冷めたというのか……。子どもができたらまた仲良くなれると期待していたんですけど……あまり喜んだ様子もなくて……。

夫との関係が不安定なのにちゃんと子どもを育てられるのか、すごく不安でした。産院から退院してすぐに腰痛で歩けなくなりました。最初は、主人が車で病院や整体に連れて行ってくれたんです。でも、だんだん『まだ治らないの？』と嫌な顔をされることが増えて、今では『母親失格』『娘がかわいそう』と言われています。自分でもその通りだと思うし……。『離婚したいけど、我慢してやる』って……」

こんなに長い時間自分の話をする小鹿さんを初めて見た。

「私、娘を抱っこしたことがないんです。娘は母にばかりなついて、私のことは他人を見るような目で見るんです。家事のほとんどは私の母がやってくれていて、私はなんの役にも立っていなくて、邪魔なだけなんです。こんな私はもういないほうがいい、生きていても迷惑をかけるだけ。死んだ方がいいとなん度も思いました。だけど……死んでも……そのあとに迷惑がかかるんですよね？」

小鹿さんの問いかけに誰も答えることができない。みな押し黙ったまま、ただ小鹿さんの鼻をすする音だけが聞こえる。

「でもいつだったか佐野先生が、難病の人でも子どもと布団の中で幸福を感じることができるっていう話をされて、そうか、横になったままでもできることはたくさんあるんだと気づきました。それに……今日、電車に乗れて……」

小鹿さんはそこまで言うと、ハンカチで涙をぬぐった。

「小鹿さん、死にたいなんて言わないで。あなたのお母さんも娘さんも、あなたが生きているだけで十分うれしいのよ。本当よ」

そう語りかける立花さんの目にも涙が浮かんでいた。

「はい、もう大丈夫です。これからはもう大丈夫です」

小鹿さんはなにかが吹っ切れたような清々しい表情できっぱりと言った。

一度きちんと絶望する

それぞれの「腰痛物語」の話をうけて、佐野先生がゆっくりと話し始めた。

「痛みがあるというだけで十分に苦しいのに、それに加えて対人関係で傷つくことがありますね。家族、職場、そして医者や治療者との関係においても。

家族に病人がいるということはね……家族にとっても相当なストレスなんですよ」

(たしかによくわかる。私の親だって私のことをうっとうしく思っているに違いないもん…)

「家族との関係が悪くなって、ますますわかってもらえない、居場所がない、と感じることもあるでしょう。でもね、これだけは覚えといてください」

先生はそこまで言うとひと呼吸おいて、私たちひとりひとりの顔をゆっくりと見回した。

「私たち人間はね、**他の人が感じていることをまったく同じように感じることはできない**んです。痛みの指標を調べる際に『十段階でいくつくらい？』と聞きますけど、そもそも〝自分の十の痛み〟と〝他の人の十の痛み〟は違うでしょ？ 〝痛み〟や〝苦しみ〟といった目に見えない感覚は残念ながら他の人にわかってもらえませんし、みなさんもね、他の人の痛みや苦しみを同じようにわかることはできません。小鹿さんのご主人がそんなことをおっしゃる背景には、彼自身にとても深い苦しみがあるのかもしれません」

（う〜ん、なるほど。そういう考え方はしたことがなかった。だけど、痛みで苦しんでいる人に、言っていいことと悪いことがあると思うけどな…）

「『口に出して言わなくても察してほしい』という望みは捨てることです。厳しいようですが、不可能であることを先に認めた方が、腹をくくれます。空を飛べないからといってがっかりしませんよね？

一度きちんと絶望する。そしてその上で、できることはなにかを考えるんです。相手にわかってほしければ、まずこちらから先に相手をわかろうとすること。そして、伝えたいことは言葉にすること。

家族に協力をお願いしたいことは、口に出してはっきりと伝える。そして、お願いを聞いてもらえたら『ありがとう』『助かった』と感謝の気持ちを言葉にして伝えることです。笑顔で

『ありがとう』と言われれば相手もうれしいですよね」

私の頭に両親の顔が浮かんだ。たしかに私は自分からはなにも伝えていなかった。それなのに、きっと私のことが疎ましいと思っているに違いない――そう勝手に思い込み、一方的にスネていただけなのかもしれない。笑顔どころか、ありがとうさえ言葉にしたことはなかったのに。

「わかってもらえないと感じる時はね、自分で自分をわかればいいのよ」

篠原さんがそっと立ち上がり、私たちひとりひとりに語りかけるように言った。

「痛いよね、つらいよね、苦しいよね、わかってるよ、ごめんね、大丈夫だよ、もう十分頑張ってるよって。毎日毎日、飽き飽きするほど、うんざりするほど、もういらないって思えるくらいまで自分で自分に声をかけてみて。いつどんな時でも、私だけは私の味方なんだから」

私は私の味方、からだは私の味方、その言葉が私の心深くに響いた。

プログラムの本当のゴール

「プログラムの初回を覚えておられますか？　私はみなさんに、『腰痛を治すことを目的にしないで、治ってどうなりたいか、治ったその先にあるものを見ていきましょう』とお話しました。このプログラムは腰痛が改善して、それで終わりじゃないんです。痛みが改善して、新しい一歩踏み出す、そこが**プログラムのゴールであり、みなさんの新しいスタート**です」

先生の言葉で背筋が伸びる気がした。

「みなさんは、ここでご自分の言葉や行動が誰かの役に立つんだ、ということを経験されたと思います。それはね、**みなさんには人を幸せにする力がある**、ということです。その能力を、今度はそれぞれの家族、職場、地域、もっと大きななにかのためでもいい、ぜひ使っていただきたいと思います。みなさんにはできることがたくさんあって、みなさんを取り巻く世界はみなさんのことを必要としています」

（世界が、私を？　本当に…）

先生はホワイトボードに、

これから私になにができるのか？

と書いた。そしてこう言った。

「来週はこのテーマでお話を聞かせていただけますか？　いよいよ最終回やねぇ」

大人だけの鬼ごっこ

佐野先生の言った最終回という言葉になんともいえないさみしさがつのり、私はこの場を離れがたく感じてなかなか席を立てないでいた。それはどうやら他のみんなも同じだったようで、気がつくと誰からともなくとりとめのない会話が始まった。

最初に立花さんが「記念にみんなの写真がほしい」と言いだしたのをきっかけに、理島さんが「だったらなん枚か撮ってフォトブックにしましょうか？」と提案し、上杉さんが「フォトブックってなんだ？」と質問し、熊澤さんが「アルバムのことですよ」と説明すると、立花さんが「来週は最後で卒業式みたいなものだから、それは卒業アルバムってことになるわね」と話が盛り上がった。

しばらくそばでニコニコしながら私たちの話を聞いていた篠原さんが窓を開けながら、「写真を撮るなら、外に行きません？　ほら、いいお天気で気持ちいいですよ」と本当に気持ちよさそうに言った。

窓から青空が見えた。


クリニックを出て三分も歩かないところに、少し広めの児童公園があった。平日のお昼の時間だからか、公園には誰もいなかった。

アルバム用の個人とグループ写真をなん枚か撮ったあと、理島さんが、「もう少し動きのある写真がほしい」と言い出した。

「じゃあ、ここで踊っちゃう？」と篠原さんが腰をふりながら言うので、上杉さんを除く全員が全力で即却下。

その時、小鹿さんがぼそっと言った。

「鬼ごっこ。鬼ごっこ……しません？」

（えっ⁉　鬼ごっこ？）

「だって、小鹿さん走れないでしょう？」

熊澤さんが驚いて言った。すると次々と声があがる。「じゃあ、走らないルールで」「早歩きってこと？」「範囲を狭くしたらいいんじゃない？」「円を描こうよ」「氷オニにする？」「氷オニってなに？」「まあとにかくやってみよう」……。


じゃんけんで負けた熊澤さんのオニ役でスタート。早歩きで追いかける熊澤さん。キャーキャー叫びながら逃げる私と小鹿さん。熊澤さんが上杉さんにタッチしたように見えた。「はい！　上杉さん、次、オニです」と熊澤さんが言うと、「洋服にかすっただけだからセーフだよ」と上杉さんがムキになる。そのうちに、「ああ、ちょっと走ってる。ダメですよ。ルール」なんて言いながらみんなで息を弾ませる。それを暖かく見守る立花さん。そして、みんなの様子を必死にカメラに収める理島さん。

私も、熊澤さんも、上杉さんも、そして小鹿さんも、いつの間にか夢中になって、気がつくと力いっぱい走り回っていた。

いい年をした大人たちが、平日の昼間の公園で、太陽を全身に浴びながら、本気になって鬼ごっこをしてはしゃいでいる。なんてバカバカしく、そしてなんて楽しいんだろう。

——腰のことをすっかり忘れて全力疾走したのはなん年ぶりかな？

そう思いながら私は、後ろに流れゆく景色を全身で感じる。

私の腰痛はもう大丈夫だ——私は心の底からそう確信した。

笑顔でありがとう

翌日はパートの初日だった。ほんの三時間だったが、無事に終えることができほっとして帰宅の途についた。単純な事務作業の仕事とはいえ、自分の席があり、自分の役割がある。普通に働けるということがこんなにもありがたいことだとは思わなかった。

その夜、父が仕事帰りにケーキを買ってきた。私が子どもの時にだってケーキなんて買ってもらった記憶はないのにと不思議に思っていると、台所で母が、

「あなたの仕事復帰のお祝いよ。お父さん、あなたのことを本当に心配しているんだから」とこっそり教えてくれた。

「お父さん、あのさあ、前に腰痛の本を買って来てくれたよね」

少し勇気を出して、私は着替えをしている父の背中に話しかけた。

「ああ」

「ありがとうね。あの時、ちゃんとお礼を言っていなかったから」

少しだけ緊張していたせいか肝心の笑顔を忘れていた。私は振り向いた父に、笑顔とともに「ケーキもありがとう」と言葉にして伝えた。

父は、

「急に頑張るんじゃないぞ。また痛くなったらどうするんだ」

と少し怒ったような口調で言った。

私にはそれが照れ隠しのように感じられた。

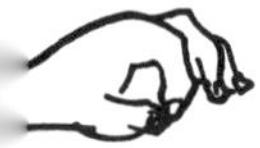

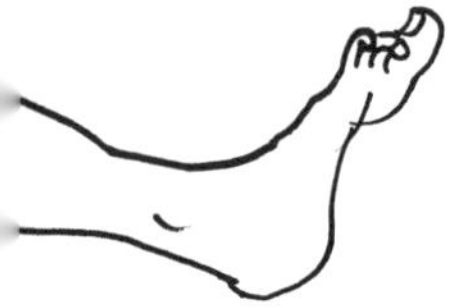

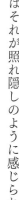

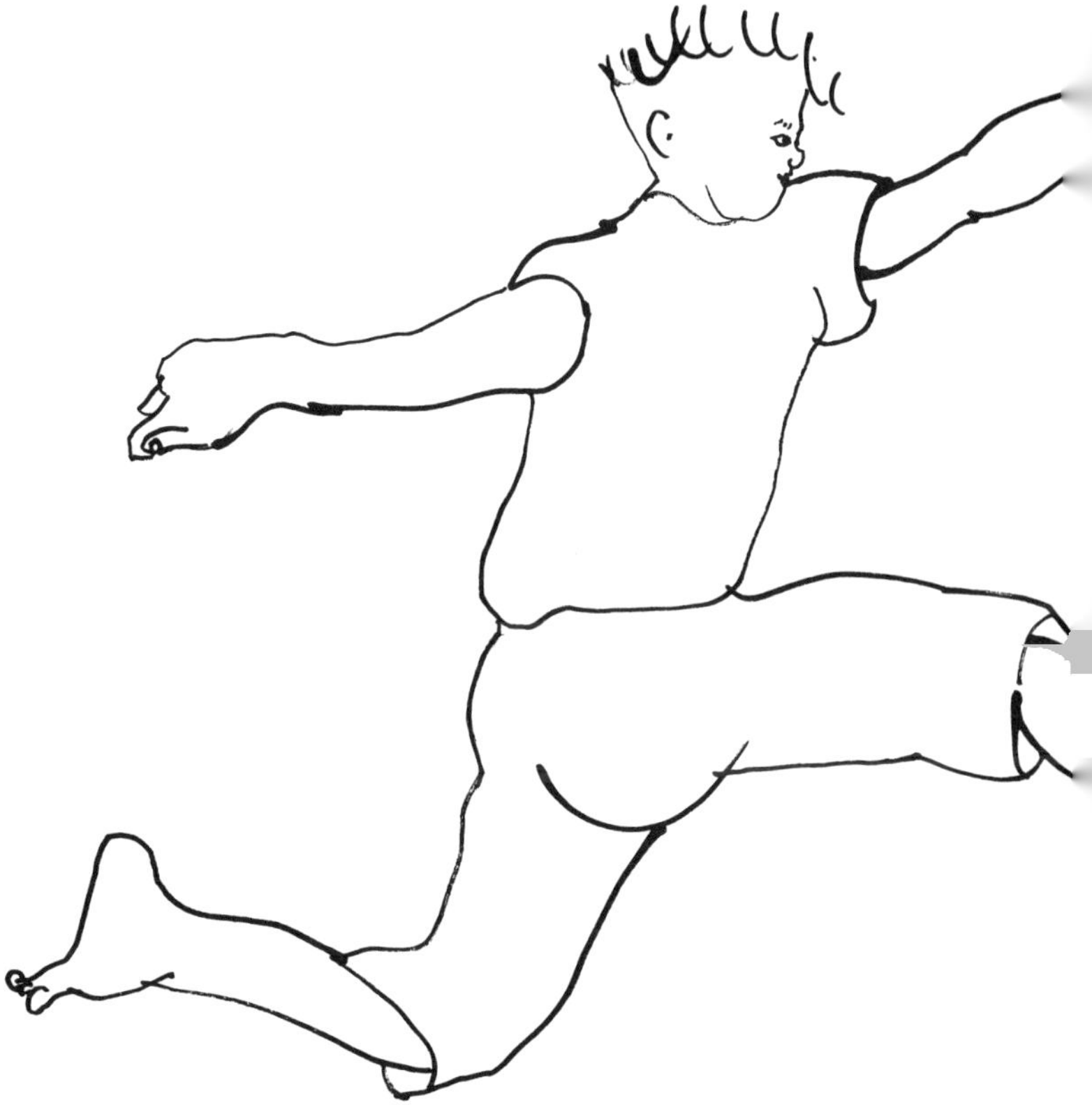

8週目 世界は私を必要としている

幸せな妄想

今日がプログラムの最終日だと思うとなんだか落ち着かず、私はいつもより三十分も早くクリニックに着いてしまった。

——最後なんだからもう少しまともな服装にしたほうが良かったかな?

いつものラフな恰好で来てしまったことを少しだけ後悔しながら受付で靴を履き替えていると、カーテンの奥から理島さんが慌てた様子で飛び出して来た。

「神崎さん、あの、ちょ、ちょっといいですか?」

「え? あっ、はい」

事情がよくわからないまま、私は理島さんにうながされ、雑居ビルの外に連れ出されてしまった。スタスタと歩く理島さんの背中に「あ、あの……どこへ？」と声をかけるものの、「いや、あの、ちょっと」とかいいながら理島さんは歩みを止めようとする気配はない。

着いた先は先週みんなで鬼ごっこをした公園だった。理島さんはベンチに腰を下ろすと「ふーっ」と息を吐いた。

――なんなのそれ？

私は状況がまったくのみこめないまま、仕方なく理島さんのとなりに少し間隔をあけて座った。

理島さんはとくに話しかけることもなく、ただただ落ち着かない様子でなん度も時計を見ている。明らかに様子がおかしい。きっと簡単には言い出せないなにか特別な話があるとしか思えない。私は少しドキドキしながら理島さんの言葉を待つことにした。しかし、一分、二分……と気まずい時間だけが流れていく。私は沈黙に耐えられなくなって、理島さんの顔を覗き込むようにして、いたってさり気なく言った。

「あの、なにかお話でも？」

「あっ、そうですよね……。あの……今日で、ほら最後だから……」

そしてまた長い沈黙の時間が――。

――今日で最後って……だからなに？　会えなくて残念ってこと？　それってつまり、また会いたいってこと？　もしかして、もしかしたら、好きになったとか？　いやいやいや、まさかまさか。だって、結婚してるもんね。お子さんいるもんね。でも、奥さんとは不仲だったりするのかな……ってことは？　わぁ〜どうしよ〜。そしたら私、いきなり子持ち？　それはちょっとなあ。だけど、それも運命かも？　そういうのもアリかも？　いやいや、でもでも、ちょっと考えさせてほしい。まだ知り合ったばかりだし、プライベートの理島さんをよく知らないし……。

私の脳内妄想が最高潮に達した時、ちらっと時計を確認した理島さんがようやく口を開いた。

「さあ、行きましょう！」

そう言って理島さんはいま来たばかりの道をずんずんと歩き出した。

思いがけないプレゼント

結局、理島さんの「ちょっといいですか？」の意味がひとつもわからないままクリニックに戻って来てしまった。私の頭の中は混乱し、「いったい、なんだったんですか？」と声を上げようとしたその時、

「先にどうぞ」

と理島さんがクリニックの入口のドアを勢いよく開けてくれた。すると中からかすかにキーボードの音が聞こえてきた。

理島さんは少し照れたような表情で、「さあ」と右手でカーテンの方向を指し示す。部屋には佐野先生や篠原さんをはじめ仲間たち全員がそろっていた。キーボードを弾いているのは小鹿さんだ。みんなは私のそばに駆け寄ると、「せ〜の」と声を合わせる。

「お誕生日おめでとう！」

その瞬間小鹿さんの弾く『ハッピーバースデー』の音量がさらに大きくなった。

そこで私はようやく、自分の誕生日が今日だったことに気づいた。思いがけないサプライズプレゼントに、驚きと感動とで私は言葉を発することできない。上杉さんが、「はい、どうぞ」という感じで指さした先を見上げると、天井から大きなくす玉がぶら下がっていた。

──ええー、私のために……!?

私は心の中でみんなへの感謝の言葉をなん度も繰り返しながらくす玉のひもをゆっくりと引いた。「お誕生日おめでとう＆８週間ありがとう」と書かれた垂れ幕がみごとに顔を出し、色とりどりの紙吹雪が舞い降りてきた。いつかテレビで見たような場面が目の前で今、現実に起きている。

──こんなことって、本当にあるんだ……。私、生きててよかった。

じわっと涙が込み上げてきて、それはしばらく止められそうもなかった。

私が落ち着くのを待って、篠原さんが茶目っけたっぷりに言った。

「さあ、今日は神崎さんのために みんなで祝福のダンスを踊りましょうよ」

小鹿さんがプログラムのテーマ曲を演奏し始めた。私たちは慣れた様子でステップを踏んだ。講義の前のいつもの光景。でも、これがみんなでいっしょに行う最後のダンスだと思うと、なんとも言えない寂しさが込み上げてきた。

最終講義——私になにができるだろう?

佐野先生はホワイトボードに、

私になにができるだろう?

と大きな文字で書いた。そして、私たちひとりひとりの顔をゆっくりと見回していく。言葉はないが、先生の目は「さあ、誰から話してくれますか?」と問いかけているようだった。すると、

「はい」

と真っ先に手をあげたのは、意外にも小鹿さんだった。小鹿さんはその場で立ち上がると、ひとつひとつ言葉を選ぶように話し出した。

◆――小鹿さんの決意

「これから私は家族をやり直します。このプログラムに参加するまで、家族がバラバラになってしまったのは腰痛のせいだと思い込んでいました。

先生から主人にも深い苦しみがあるのかもしれないと言われた時、心の奥がズキンと痛みました。私、今まではとにかく自分の腰痛の苦しみをなんとかしたいと思うばかりで、主人の本当の気持ちを想像したことはありませんでした。娘や母の気持ちだって……全然わかろうとしていなかった。

腰痛のせいで娘を抱っこできない。だから娘は私になつかないんだ。ずっとそう思っていました。でもそうじゃなかった。娘は私に甘えたい気持ちを我慢していたんです。

この一週間は、とにかく娘のそばにいよう、いっぱい触れ合おう、たくさん話を聞こう。そう決心したら、そしたら……、私が態度を変えたら、娘もそれに応えてくれて……。今では『ママ、ママ』ってすぐに膝の上に乗ってくるんです。この間、みなさんの前で『死にたい』なんて言ってしまって……、今はそれを後悔しています。

私が変われば、世界が変わる。私はこのプログラムに参加して、そのことがわかった気がします。痛みはまだ少しあります。でも、もういいんです。今まで治療のために使っていた時間とお金をこれからは家族が幸せになるために使います。

今まで主人や母に対して、『ごめんね』と謝ってばかりいました。心の中はいつも罪悪感でいっぱいだったんです。だけど、『ごめんね』と言われるより『ありがとう』と言われる方がうれしいですよね。主人とやり直せるかどうかはわかりませんが、娘を授かったのも、今まで生活してこれたのも主人がいてくれたおかげです。『ありがとう』って伝えてみます」

◆──上杉さんの決意

「わが家では子どもの誕生日といえば昔からケーキとくす玉でね。社会に出てからはずっと仕事、仕事の毎日だったけど、息子の誕生日のくす玉だけは毎年おれがつくったんだ。今日が神崎さんの誕生日で、みんなでこっそり準備をして神崎さんを驚かせようって話になった時に、昔のことを思い出してね、じゃあ、おれはくす玉をつくるよってことになったんだ。昨日の夜は、久しぶりにくす玉をつくりながらいろんなことを思い出したよ。最初につくったのは息子が三歳の時だった。もう大喜びで興奮しちゃってね。くっつけては割り、くっつけてはまた割りって、なん度もやらされて困ったよ……。

先週みんなでやった鬼ごっこ、あれ楽しかったねぇ……。今まで一番好きだと思っていたゴルフよりずっと楽しかったよ。人と付き合うのって面倒だと思っていたんだけど、まあ、ひとりではあんなに楽しい気持ちにはなれなかっただろうね。

母の介護施設でいろんなボランティアを募集しててね、なにか手伝おうかと思ってるんだ。施設では毎月誕生会があるからさ、豪華なくす玉でもつくったら喜んでもらえるかもしれない、なんて考えたらなんだかこっちまで楽しくなっちゃってね。

自分が役に立てると思うと、元気になれるね。とにかくこうしちゃいられない、考えること、やることがいっぱいあって忙しくなるぞっていう気分だよ。先生が言っていた『世界が必要としている』って、こんな感じのことを言うんだろ？　まあ、おれの場合はちょっと規模が小っちゃいかもしんないけどさ。それとね……、少し前に息子から……」

そこまで言うと突然、上杉さんは肩を震わせた。

「就職したって電話がかかってきてね。大学を出てからずっとフリーターで、デキの悪い息子だって思ってたんだけど……。連絡くれた時にすごくうれしくて、『連絡くれてありがとう』って自分の気持ちを伝えられたんだ。それは、ここに通うようになって自分の気持ちを口に出せるようになったおかげだよ。息子は『父さん、ちょっと変わったね』なんて言ってたけど、おれが変わったのは、全部ここのおかげだからさ。先生、みなさん、本当にありがとう」

私は父親と同世代の人がうれし涙を流す姿を初めて間近で見て胸が熱くなった。

◆──立花さんの決意

「もう辞めてから随分たつけれど、私は若い時に小学校の教員をしていたの。子どもたちってなんでも先生に聞くのね。『トイレに行っていいですか？』『ボールで遊んでいいですか？』『消しゴム拾っていいですか？』『本を読んでいいですか？』って。

先生は絶対的な存在で、正しくて、だからなんでも先生に聞いて先生の言われた通りにすれば間違いないと……。それは私が、お医者さんや治療者の先生たちのおっしゃることを正しいと信じて、言われた通りにしていたのと同じだったわ。

佐野先生が『腰痛の原因はたくさんあって、人によって違うから正確にはわからない』とおっしゃった時は、正直なところがっかりしました。主人からこのプログラムは最新の治療法だって聞かされていて、きっとここでなら『正しい答え』を教えてもらえると期待していたから。

でもね、なん回目だったかしら？　ほら、細胞の動画を見た時、あの時に私は目が覚めたような気がしたの。私たちが、なぜ生まれて、なんのために生きているのかの正解がないように、なぜ病むのか、なぜ治るのかには、唯一絶対の答えはないのよね。

『原因はこれで、こうすれば治る』と断言口調で威勢のいいことを言っている先生の指示に従っていた方がずっと楽なのよ。『わからない』のはストレスだし、自分で考え、決めるということは、『これでいいのか』『これであっているのか』という不安を抱え続けることになるわ。だから佐野先生は、その不安に立ち向かえるように『あなたにはできることがある』『からだはすばらしい』『すでに力は備わっている』と自信と勇気を与え続けてくれたんだと思うの。

私もね、未来を創る子どもたちに伝えたくなったの。『正解はない』『自分で決める』『間違ってもいい』『迷ってもいい』『その不安を抱えたままでいい』、そして『だけど大丈夫、あなたにはすでに力が備わっているから』ってね。

なんでも正解があると思い込むことを『正解病』と言うんですって。これから私は、子どもたちをその『正解病』から守る場をつくっていきたいわ」

立花さんはきりっとした表情で話をしめくくった。

◆――私の決意

「私、ここに来る前……人生のドン底だったんです。

三回も入院したのにぜんぜん腰痛はよくならないし、必死の就活でやっと手にした職場もクビみたいなかたちで辞めざるを得なかったし、実家に帰れば親からは邪魔者扱いだし、おまけに結婚を約束していた彼にもフラれちゃって……。もう二度と幸せになんてなれないって思い込んでいました。だからプログラムの初日は、無気力で、夢も希望もなくて、自分がなにをしたいのかも全然わからなかったんです。

先週の小鹿さんの話を聞いて、私も子どもの頃、自分の母のことを他人を見るような目で見てたことがあったなって急に思い出したんです。甘えたいけど甘えられないことが続くと、あの人はきっと本当のお母さんじゃないって自分に言い聞かせて、小さな心が傷つくのを守っていたんだと思います。ほんとはね、お母さんにギュって抱きしめられて『大好きだよ、大切だよ』って言われたかったんです。こんな年になってこんなことを言うのはすごく恥ずかしいんですけど、その気持ちを正直に素直に認めたら、自分のからだに対して『大好きだよ、大切だよ』って思えるようになりました。

今なら私、すごくいいお母さんになれる気がします。腰が悪いから出産や育児は私にはムリって思っていたんですけど、このプログラムのおかげで腰に対する不安はなくなりました。今はとにかく早く子どもが欲しいです。あっ、でも、その前に結婚しなくちゃって話ですよね」

そこでみんなから軽く笑いが起きた。

「私、両親のこと、ずっと嫌いだったんです。口うるさくて、心配症でネガティブで。ほんとうちの親は最悪だなって、いつも思ってました。ここで、人生の先輩であるみなさんのお話を聞いて、みなさんがそれぞれお子さんのことを愛していて、でも愛してはいるけどいろんな問題も抱えているんだなあということもわかって、親の気持ちというものがほんの少しだけど理解できた気がします。口うるさいのも、心配性なのも、私のことを大事に思っているからなんですよね。本当はありがとうなんですよね。からだを壊して仕事を辞めても帰るところがある。無職でもごはんを食べさせてもらえる。これって当たり前じゃなくて、ありがたいことなんですよね……。

先週からパートを始めました。働けることがありがたいなんて、会社員時代はそんなこと考えたことさえありませんでした。今は目の前の仕事を大事にしながら、いつか佐野先生のように、楽しい、幸せだな、と感じられる仕事を見つけたいと思います。

とにかく私、幸せになります！　……あれ？　そういえば私、もう十分幸せです」

話し終えてほっとしたら急に胸に温かいものが込み上げてくるのを感じた。

七週間前、このプログラムに参加すれば幸せになれるのかと、私は篠原さんに聞いた。篠原さんは、それを決めるのは私だと言った。

——たしかに私は今、ちゃんと幸せを選んでいる。

◆——理島さんの決意

「このプログラムで、脳や認知、プラシーボやノーシーボについて学ぶうちに、もしかしたら未来の医療って、半分くらいはイメージすることだけでいけるというか、治療できるのではと思うようになりました。

プラシーボに驚くほど強力な効果があるのなら、『すでに治っている』というイメージで、かなりの病気が改善するということですよね？　薬を投与する代わりに、イメージを脳にインプットする。ほら、よくSF映画であるじゃないですか？　それで、いろいろと調べてみたら、すでにバーチャルリアリティを使っての鎮痛は研究が始まっているみたいです。ぼくは大学のゼミでバーチャルリアリティの研究をしていたんですが、仲間がその研究の関連会社の役員になっていました。連絡とってみたら今度会うことになったんです。将来の医療分野への可能性について話を聞いてみたいと思って……。

こういうことを考えている時って楽しいですね。こんなにワクワクしたのは、大学生の時以来かもしれません。そうか、これが仕事だったら、今よりずっと楽しいんじゃないかと思いました。昔からSFが大好きでしたし、ちょうどその会社でSEの募集もしているみたいで。まあ、実際にどうなるかはわかりませんが、とりあえず一歩動き出してみようかと思っているんです。

あとは家族のことですが、さっき小鹿さんの話を聞いていて、そういえばぼくも妻や息子の気持ちを考えたことがなかったなぁ……って。平日はほとんど顔を合わすこともなかったし、休日も仕事をしているか疲れて寝ているかだったので、会話らしい会話がありません。仕事ってそういうもの、家族ってそういうもの、今まで深く考えたことがありませんでしたが、このプログラムに参加して〝そういうもの〟で済ませていいのかなって疑問を持つようになりました。

最初の講義で先生から「腰痛が治ったらどうなりたい？」と聞かれて、その時はただ腰痛を完治させたいってこと以外、なにも思いつきませんでした。でも、だからといって現状に満足していたわけではなかったんですね。これからは自分がどんな時に幸せを感じるのか、自分の本音を確かめながらもっと人生を楽しみたいと思います。

このプログラムに参加したのは、腰痛の再発が恐かったからなんですけど、みなさんとともにここで多くのことを学んだおかげで、もしもまた痛くなったらその時はその時、そうなってから考えればいい――そう思えるようになりました。

この八週間、ひと言で言うと……すごく面白かったです。ありがとうございました」

理島さんは今まで見せたことのないやわらかい笑顔で話を終えた。

◆――熊澤さんの決意

「自分には十年以上お世話になっている柔道整復師の先生がいます。今までその先生には本当に助けられたんです。その影響もあって、いつか自分も治療の仕事につきたいと思うようになりました。

でも、このプログラムに参加するようになって考えが変わりました。同じ役に立つなら、言い方は変ですが、ぼくは〝あっち〟よりも〝こっち〟の方がいいなって。すみません、わかりづらいですよね。つまりこういうことなんです。

パン屋さんとパン教室の違いだと思うんです。パンを売るか、パンのつくり方を教えるか。両方ともすばらしい仕事だと思います。だけど、ぼくはパン教室をやりたくなりました。

自分で治そうって決めた時の、あの腹の底から力がわいてくる感じが忘れられないです。それは、佐野先生から与えてもらったもんじゃない。ぼくたちはここでいろいろなことを教わったけれど、治してもらったわけじゃないですよね。人に治してもらうのはその時限りだけど、自分で治せたんだという〝本モノの自信〟は、その先の人生のいろんな場面で役に立つと思うんです。

だからまずは学校に行きます。『めざせ、医学部！』というのは冗談ですけど、実はそのための勉強を少しずつ始めたところです。ずっと、自分は頭が悪いと思い込んでました。運動ばかりで、家で勉強したことなんてなかったし、学校の成績もさっぱりでした。でも、それって腰と同じですよね。『悪い』って決めつけるのはやめることにしました。

これまでぼくはスポーツで結果を出したい、レスリングでオリンピックに行きたい、自分が華やかな舞台で輝きたいと、ずっと夢見てきました。でも、ここに来るようになってようやくわかったんです。自分が表舞台に立てなくても、自分がお手伝いをした人が活躍すれば、それは自分が輝くことと同じことなんじゃないかって。

たとえば、このプログラムで人生が変わった人が世の中で活躍をしたら、その人に勇気と自信を授けてくれた佐野先生もいっしょに活躍しているって言ってもいいんじゃないかなって」

熊澤さんは、最後に佐野先生へ同意を求めて自分の話を終えた。

それまでずっと座って私たちの話を聞いていた佐野先生は、それに応えるかのようにいつもの笑顔で立ち上がった。

みんなでつくったプログラム

「それを言うなら熊澤さんかて同じですよ。このプログラムはね、私がひとりでできるわけやない。みなさんがお互いに影響を与え合い、影響を受け合って今のこの雰囲気ができたんですから。これは、みなさんがつくり上げたもので、誰かひとりが欠けてもまた違ったものになっていたでしょう」

「そうよ、熊澤さんがあの時戻ってきてくれたから。それがよかったわ」

と立花さんが言った。

「そうだな、確かにあれから雰囲気が変わったよな」

上杉さんがしみじみと言った。

「いや、それは理島さんがメールくれたからですよ。あのメールがなかったら、ぼくは戻って来なかったかもしれない」

そう言って熊澤さんは理島さんの方を見た。すると理島さんは、

「ぼくは、神崎さんのギックリ腰の話を聞いて、すごく自信がついたから」

と私を見て微笑んだ。

――ああ、この笑顔が私を誤解させるんだよね……。

私はさっきの脳内妄想を思い出してひとり恥ずかしくなった。

「私が電車で来ようと思えたのは神崎さんのおかげだから」

今度は小鹿さんが私の方を向いて言った。

私こそ小鹿さんが変わっていく姿を見てどれだけの勇気をもらったことか。そう考えると先

生が言った通り、このプログラムは私たちみんなでつくりあげたものだという実感がした。

「先生、ちょっと聞いてもいいですか……」

理島さんがあらたまって先生に言った。

「先生がこのプログラムを始められたきっかけは、なんだったんですか？」

「もしかして、先生も腰痛だったとか？」

と熊澤さんも興味津々な様子で言った。先生は、

「知りたいですか？　う～ん、そんなに楽しい話やないんやけどね……」

と言った。

私たちは佐野先生をじっと見つめたまま次の言葉を待った。先生はしばらく黙っていたが、やがて意を決したかのように語り出した。

佐野先生の物語

「十年前まで私は大学病院に勤める整形外科医でした。多い時には一日に数件の手術を担当して、朝から晩まで忙しく働いていたんです。椎間板ヘルニアの手術もたくさん執刀しました。ある時、その中の一人の患者さんがね、手術後に症状が悪化して歩行困難になってしまわれたんです。患者さんとご家族は手術の失敗を疑って、一時は訴える、訴えないという話にまでなりました。その時に私が思ったことはね……」

先生は一瞬逡巡する表情をしたが、すぐに話を続けた。

「面倒なことになってしもた、という気持ちでした。手術はうまくいったし、なんのミスもない。一〇〇件、二〇〇件と手術をしていればたまにはそういうことはあるんです。それはしょうがないと思いました。今から考えると……えらい傲慢やったね。その頃の私にとっては、より短時間で完璧な手術を数多くこなすというのが最も大事なことで、患者さんの気持ちは二の次やったんです。

それからしばらくしてギックリ腰になったんです。腰が痛いとはこんなにもつらいことなのかと、そこで初めて患者さんの気持ちがわかった気がしました。ギックリ腰から一か月が経ってもなかなか腰の痛みが治まらなくて、一応検査を受けたところ、私にも大きなヘルニアが見つかったんです。でも手術は考えませんでした。ここでお話した通り、椎間板ヘルニアと腰痛の関連性が疑問視されていることは知っていましたから。おかしいでしょう？　自分では選ばないことを患者さんにはやっているんです。なんでかというとね、これもお話しましたけど七十〜九十パーセントの患者さんは、手術後に症状が良くなるからなんです。原因がヘルニアであろうとなかろうと症状が良くなるならそれでいいじゃないかと思っていました。しかも、手術は患者さんご自身が望んでいることです。患者さんが手術に期待する気持ちもわかるし、私たち医者は患者さんの期待に応えたい、そして一例でも多くの手術経験を積みたい、病院としても手術をしてもらった方が収益が増えます。

ただね、もしかしたら必要がなかったかもしれない手術で……悪い方に転ぶこともあるわけですよ。そこで私は、手術以外のもっといい方法はないものかと、大学のデーターベースで腰痛に関するありとあらゆる海外の論文を片っ端から読んでいきました。

ところが……調べれば調べるほど、〝わからない〟ということがわかってしまったんです」

そこまで言うと先生は小さくため息をついた。

「まず、公表バイアスというのがあって、否定的な結果が出た研究は、肯定的な結果が出た研究にくらべて公表されにくいという偏《かたよ》りがありますし、その研究にスポンサーがついていた場合、スポンサーの意図が反映されることもあります。世界的に権威のある医学雑誌に掲載されているからといってその論文がすべて全面的に信頼できるわけでもないんです。せやからエビデンスレベルという信頼度のレベルが大事なんですけど、たとえ、最高レベルのエビデンスであっても時代とともにひっくり返ることもあるでしょう。そもそも現在の科学でわかることがごく一部にすぎないんやから。

〝わからない〟ことがわかってしまった私は、道に迷ったような不安におそわれました。私はなにかにとりつかれたように四六時中腰痛のことばかり考え、早く正しい答えにたどり着かなければとひどく焦っていました。今考えると、あれは完全にうつ病の初期症状やったね。

医局の先輩が私の様子に気がついて、勤務していた大学病院の精神科に私を連れて行き、〝うつ病〟という診断を受けました。その場ですぐにドクターストップがかかって、休職を命じられたんです」

——ぜんぜん知らなかった、先生にそんな経験があったなんて……。

私は佐野先生の次の言葉を待った。

うつ病からの回復

「突然のドクターストップやったからね、途中で投げ出してしまった患者さんがたくさんいたんです。私のことを慕ってくれていた骨肉腫の女の子がいてね、彼女が抗がん剤の治療で私よりもっとしんどい思いをして頑張っているというのに、彼女のことを途中で投げ出した私がのんびり休むなんて……とてもとても、そんなことはできませんでした。大学の図書館に行ってみたり、インターネットで論文を検索したりね……。今は休まなアカンと思うんやけど、気持ちは焦る、焦ったらアカンと思うと余計に焦る。どんどん苦しくなる一方でほんまにあの時期は出口の見えない闇の中におった感じやった……」

先生は顔を上げると、遠くを見つめるような目をした。

「そんな私のことを心配してくれた先輩が、今度は大学病院とは別の精神科の先生を紹介してくれたんです。その精神科の先生がね……。いきなりこう言うんですよ。『そんなに焦りたかったらもっと焦ればいい。きっとまだ焦り足りないんだ。とことんやってみたらいい』と。それまでいろんな人に焦るなと言われてきた私は、正反対のことを言われて驚きました。そして『大丈夫なんだよ、限界が来たら強制終了がかかって、からだを起こすことさえできなくなるから。からだはうまくできているんだよね。そしてきっとあなたはその限界を体験したいんだよ』と――。

そこまで言われてやっと私は目が覚めたんです。〝そんな限界は体験したくない〟と心の底からそう思いました。

その精神科の先生は、ひとりで小さな診療所をやっていらしたんですけど、いつもヒマそうでね、さまざまな本を貸してくれてはいろんな話をしてくれました。心理学、哲学、仏教、霊性や魂の話までね、今までの自分はなんと視野が狭かったんだろうとつくづく思い知らされました。たとえば、うつ病は脳内物質の異常で起こる脳の病気であって、薬以外の治療はないと思い込んでたんですけど、自分でできることはたくさんあったんです。それが、〝太陽を浴びる〟〝からだを動かす〟〝笑う〟〝感謝〟〝いい気分〟ここでみなさんといっしょにやってきたことやね」

先生の言葉に私たちはみんな大きくうなずいた。

「その精神科の先生から教えてもらったことはね、どんな状態にあったとしても、〝今、この瞬間〟の思考と行動は、自分の意志で選ぶことができるということなんです。〝今、この瞬間〟、少しでもいい気分になれる思考と行動を選ぶ。ひたすらそれだけを心がけているうちに、『焦ってもなるようにしかならへん』、逆に言うと、『焦っても焦らなくてもなるようになるから大丈夫』という心境になれたんです。二か月くらいでうつ病から回復しまして、同時に腰痛もすっかり治りました。腰痛と心理面との関係は、頭では知っていましたけど、これほどはっきり関係しているんだと自分の身をもって体験することになったわけです。これは面白い、もっと詳しく勉強したいと、私はアメリカの痛みを専門とする機関、ペインセンターへの研修を申し出ました」

ペインセンターで学んだこと

「アメリカのペインセンターでは、整形外科や麻酔科だけではなく、精神科など専門分野の医師のほか、臨床心理士、理学療法士、看護師にソーシャルワーカー、そういえば鍼灸師さんもおったね……そんないろんな立場の専門家らが横断的にチームを組んで患者さんの治療にあたっているんです。ひとりの専門家の視野は狭いしゆがんでいるという話をしたと思いますが、それやったらこんなふうに複数の専門家が協力し合う体制をつくればいいんだと学びました。

そしてもうひとつ学んだことが、患者さん同士のつながりです。自分と同じ体験をした人の言葉は心に響くんですよね。そして、その体験を乗り越えたモデルが身近にいると自分にもできそうな気がするでしょ？　あくまで主役は患者さんなんです。患者さんが自分の力で困難を克服するのを、専門家はお手伝いするだけ。患者さんにしたら、先生に治してもらったんやなくて、自分たちで治したという自信がつきますね。ただし、ひとりでは難しい、だから仲間の存在が必要なんです。これからの医療はね、患者さんが専門家の言いなりやなくて、患者さん自身が自ら情報を取りにいき、それを伝えあう〝場〟をつくる。そんな患者さん主導型の医療に変わっていけばいいなあと思っています。

アメリカからの帰国後、私はチーム医療やグループ療法をやってみたいと思い、大学病院には戻らずにこのクリニックを立ち上げ、こうして『腰痛改善プログラム』を始めたんですわ」

——そうだったんだ。このプログラムにはそんな物語が隠されていたんだ……。

プログラムができるまで

「最初はね、アメリカで実際に行われているグループプログラムを忠実に再現してたんです。もっと真面目な内容やったんですよ。篠原さんが手伝ってくれるようになってから……」

先生が篠原さんの方を見て、照れたような笑顔を見せた。

「篠原さんがね、『どうせ運動するならダンスを踊りましょうよ』っておっしゃるんですよ。なにを言いだすやらとびっくりしたんですけど、まあ、確かに同じからだを動かすなら楽しい方がええかと思いました。それからだんだんと今みたいに、踊ったり、歌ったりするようになっていったんです。みなさんも最初はちょっと驚かれたでしょ？」

「いや、おれはすっごく楽しかったよ！」

それまでずっと黙って先生の話に耳を傾けていた上杉さんが大げさに言ったのがおかしく

て、私たちは「アハハハ」と声をあげて笑った。理島さんも笑顔でこう言った。
「ダンスのステップを指導された時には、来る場所を間違えたかと思いましたけどね」
「ありがたいことにね、プログラムを卒業された人たちが次々に手伝ってくれて、いつの間にかちょっとしたチーム医療みたいなものができ上がりました。そうや、みなさんももしよかったらぜひ手伝ってくださいね。自分の好きなこと、得意なことでいいんです。こういうのは順番やと思うんですよ。**目が覚めた人は次の人を起こすお役目がある。**次はみなさんの番ですからね」

――私たちの番か……。

先生のその言葉で私の心に小さな灯がともった気がした。

「それとね、うつ病の時にお世話になった精神科の先生は、オーストリア出身の精神科医、アルフレッド・アドラーという方が創始した〝アドラー心理学〟という心理学の先生でもあったんです。その時に、アドラーの原書をたくさん読まされたし、今思えば、私がその先生と交わした会話はアドラー心理学の個人講義のようで、私は知らないうちにアドラー心理学の影響を強く受けていたんです。そういえば、このプログラムのベースとなっている認知行動療法もその発祥をたどれば、アドラーさんの影響を受けているし、グループ療法を始めたのもアドラーとそのお弟子さんだとする見方もあります。患者さんの心理面や社会面に総合的にアプローチする医療のことを全人的医療、ホリスティック医療と言いますけど、アドラーの視点はまさに全人的でホリスティックです。そして、そのアドラー心理学は、どうすれば幸福になれるのかを真面目に考えた学問でね、私もみなさんの幸福について本気で考えています。というよりは、もう先に決めているんです。このプログラムを受けた人はみんな幸せになるってね」

「そうそう、佐野先生が『幸せ』、『幸せ』ってなんど度も言うのが可笑しくて、誰かがおもしろがってここのことを『幸せの腰痛学校』って名付けたのよね」

そう言って篠原さんが佐野先生にやさしい笑顔を向けると、先生は軽くうなずいて応えた。

その時私には、ふたりの絆が見えたような気がした。

最後に先生はこんな言葉で話をしめくくった。

「今やから言えますけど、私はうつ病になってよかった、腰痛になってよかったと心から思っています。みなさんもね、大丈夫なんです。どんな経験も必ず幸せにつなげることができますから。いつの日か『腰痛になってよかった』と思える日がきっと来ますよ」

——先生、私たちはすでにそう思ってますよ！

私にはわかる、ほかの仲間もきっと同じ気持ちだということが。

先生の話が終わると同時に、突然たくさんの人たちが部屋に入ってきた。みんなニコニコしながら、ワインやジュース、おつまみやお菓子を手に私たちのまわりに集まってくる。その中には、仙道さんや歌の宇多田先生、そして鍼灸師の坪田さんの姿もあった。

「さあ、パーティの始まりですよ！」

右手で缶ビールをかかげた篠原さんが踊りながら、歌うように叫んだ。

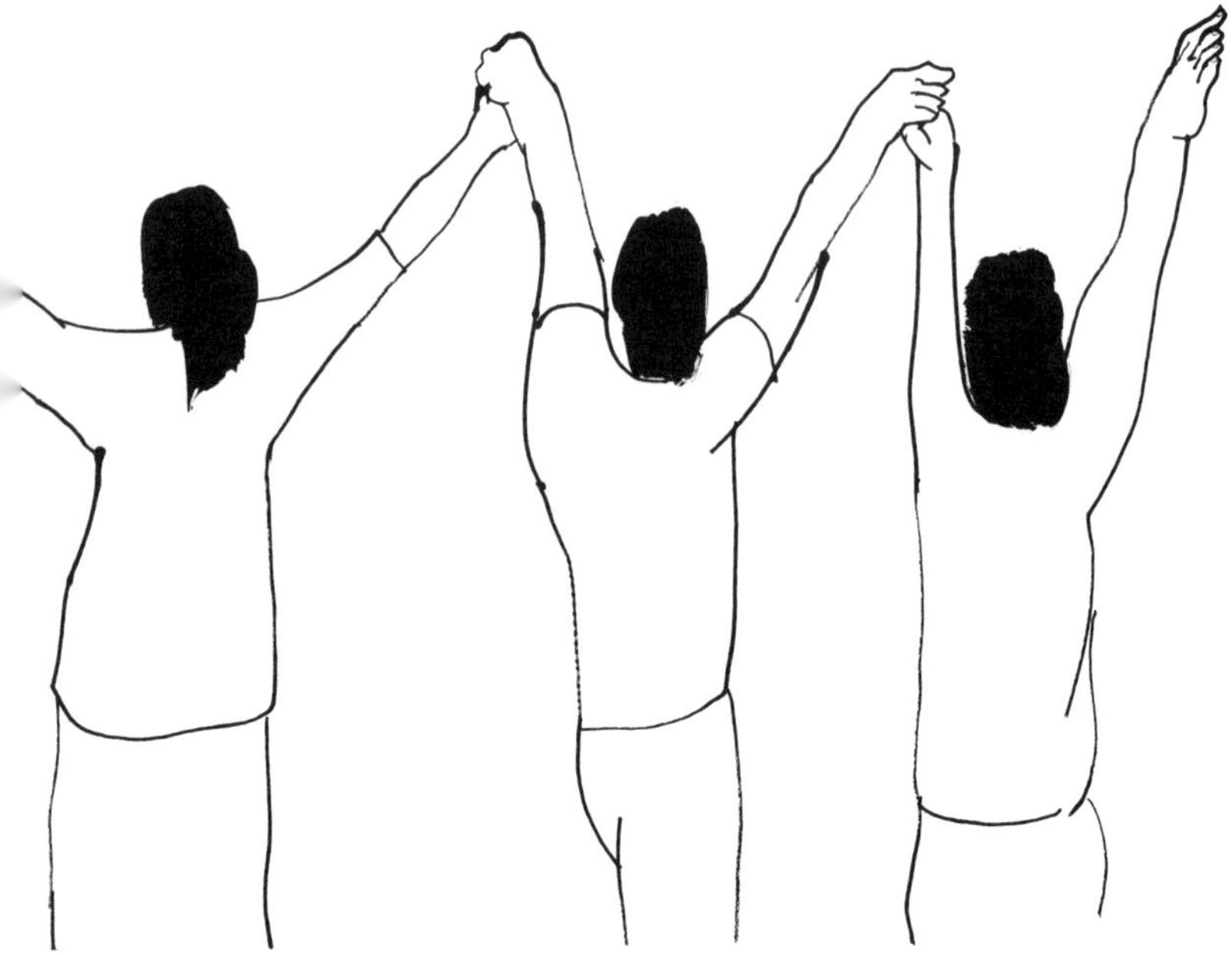

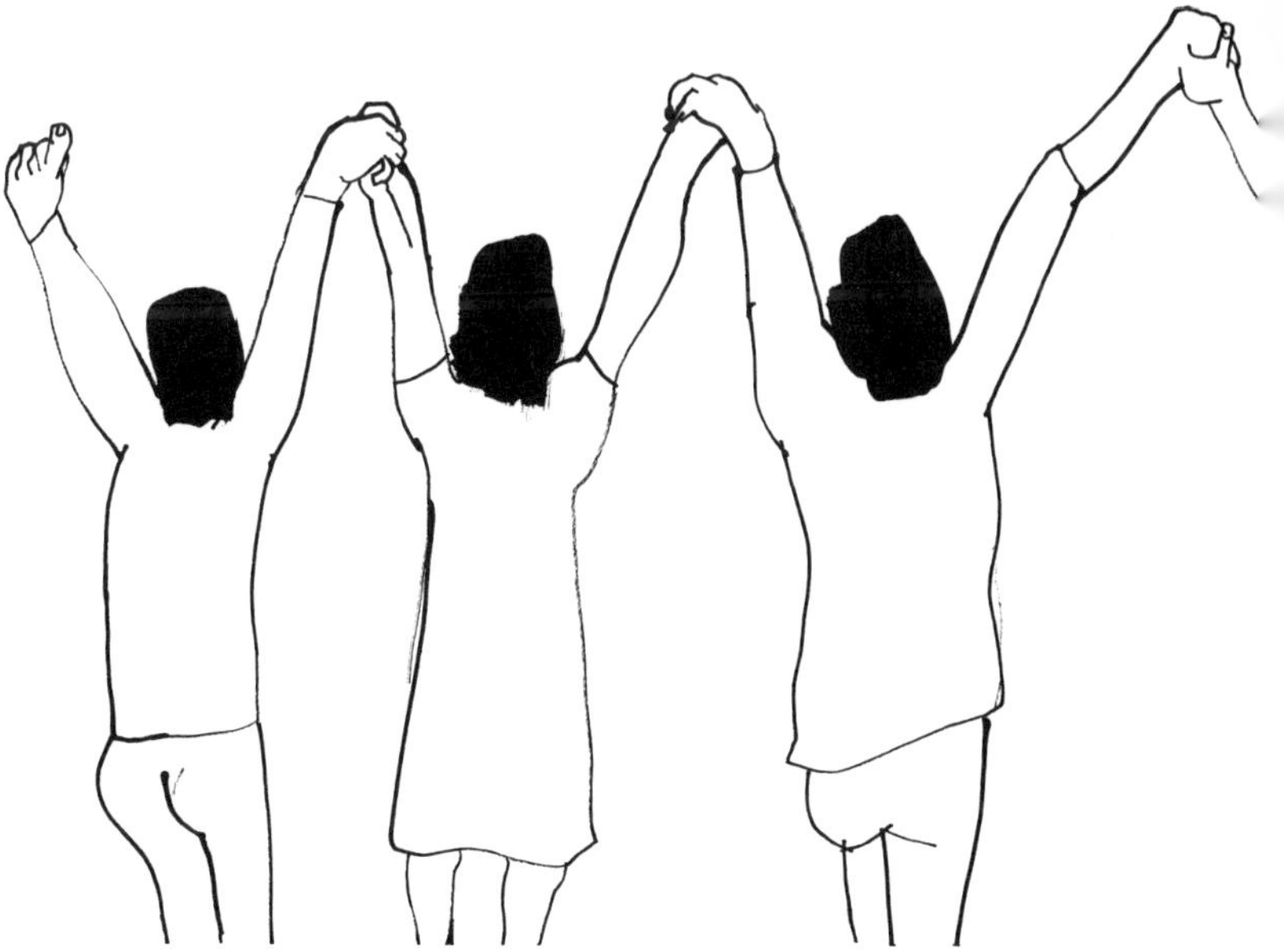

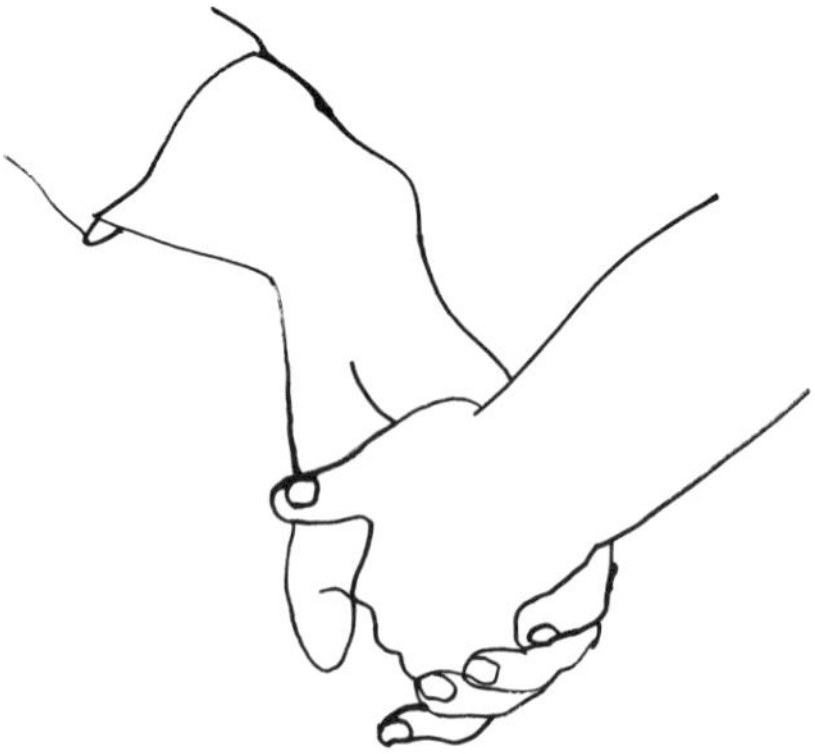

エピローグ――私たちのその後

ここはとある小学校の体育館――。

「みんなは、お父さんやお母さんに叱られた時、兄弟やお友だちとケンカをした時、誰もわかってくれなくて自分はひとりぼっちだ――と思ったことはないかな？　そんな時はね、こうして右手を胸にあててよくからだの声に耳を澄《す》ましてみてください。心臓が『どっくん、どっくん』しているのがわかると思います。みんなで少しその音を聞いてみましょう」

私がそう言うと、子どもたちはみな不思議そうな顔をしながら自分の胸に手をあてた。体育館が一瞬にして静まりかえった。私はゆっくり心の中で十秒数えてから言った。

「わかったかな？　その心臓の音はね、みんなのからだの声だよ。『ここにいる、ここにいるよ、大丈夫だよ、ひとりじゃないよ』そう言っているんです。みんなにはね、みんなのことをいつも守ってくれている大事な仲間がいます。それが自分の〝からだ〟です。からだはいつも自分の味方です」

あれから一年――。

私は今、「からだ大好き。わたし大好き」というワークショップを小学校で行う活動をしている。

プログラム終了後、私は佐野先生の紹介でアドラー心理学を学び始めた。先生や先輩や仲間のおかげですっかり元気になった私は、なにか新しい一歩を踏み出したくなって、パートの仕事を増やしながら週末にアドラー心理学の講座に通った。学べば学ぶほど、佐野先生のプログラムとアドラー心理学との共通点が見つかって、私は夢中になっていった。

たとえば、「腰痛はなにを教えてくれたのか？」というのは『目的論』的な考え方だ。「腰が悪いとはどういうこと？」これは『認知論』的なものの見方。「自分で決める」というのは『自己決定性』だし、個人を分けられないひとつのものとして考える『全体論』など、これらはアドラー心理学の基本前提にあたる。

そして、アドラー心理学の根幹をなすのが『共同体感覚』。私の腰痛が改善したのは、私の中の『共同体感覚』が育ったことが大きかったのではないかと思っている。プログラムに参加するまでの私は、〝腰痛〟と〝腰が悪い自分が人からどう思われるか〟ということにしか関心がなかった。プログラムが進むうちに、私は仲間の変化をまるで自分のことのように喜ぶようになり、また私の変化を共に喜んでくれる他者のことを仲間だと信頼できるようになった。私の行動が仲間を勇気づけたことで、こんな私でも誰かの役に立てるんだと自分に価値があると思えるようになった。いつの間にか私の関心は、〝自分と自分の腰痛〟から〝他者や私の周りの世界〟へと広がり、〝私がどんなにつらくてかわいそうなのか〟から〝私になにができるのか〟へ変化していった。そしてそれは結果として、〝腰痛への関心〟を減らすことにつながり、注意を向けなくなったことが痛みの改善に役立ったのだと思う。

あのプログラムは、私にとってまさに〝人生の学校〟だった。多くのことを学んだ八週間だったが、その中でももっとも大きなターニングポイントになったのは、自分の身体に心から「ありがとう」と思えた瞬間だ。自分のことも自分の身体のことも嫌いだった私が、身体に「ありがとう」と思えたあの時から、私は少しずつ自分のことを愛おしく、大切に思えるようになっていった。よく考えてみると、「私」と「私の身体」の境界線はあいまいで、だからこそ「私の身体」を信頼し、感謝し、好きになることは、「私自身」を信頼し、感謝し、好きになることと同じだと思う。

もしも、もっと前に自分のことをこんなふうに思えていれば、私はあそこまでひどい腰痛にはならなかっただろう。無理して、頑張って、我慢して、いつも人の目を気にしていたのは、どこかで自分には価値がないと思い、そんな自分が嫌いだったからだ。

だから私は多くの人に伝えたい。もっと自分の身体と仲よくしてほしい、好きになってほしい。自分の身体に「ありがとう」「大好き」と声をかけてほしい。「味方だよ」「仲間だよ」って思ってほしい。

「からだとの関係は、世界との関係に通じるものがある」と瞑想の先生が言っていた通り、私が自分の身体を大切な仲間だと思えるようになってから、私には実際に仲間が増えた。アドラー心理学を共に学ぶ仲間の中には、学校の先生や子ども向けのワークショップを開催している人たちがいて、その仲間たちといっしょに、今こうして「自分と自分の身体を好きになること」を伝える活動ができている。

あの時の仲間とは、今も連絡を取り合っている――

熊澤さんは宣言通り理学療法士の専門学校に通っている。本人が言うには成績優秀だとか。時々、篠原さんのお手伝いでプログラムにも顔を出しているらしい。

理島さんは、その後本当に転職してしまった。バーチャル腰痛治療の開発に向けて楽しく仕事をしているはず。

上杉さんは、筋トレ道にますます磨きがかかり、さらにすごい身体になったらしい（あまり見たくないけど……）。筋トレ指導でプログラムを手伝っているようだけど、篠原さん目当てではないかと私は疑っている。

立花さんは、自宅で小学生のための寺子屋のような小さな塾を開いているのだが、面白いのは立花さんのご主人の話。プログラム終了後も相変わらずご主人は立花さんの腰痛にこだわり続け、しつこく腰の治療を勧めていたらしい。立花さんがそのことを佐野先生に相談したところ、「その力を奥さんのためだけに使うのはもったいない、日本中の痛みで困っている方のために使いませんか?」とご主人を口説いてスカウトしてしまったのだ。そういうわけで、現在立花さんのご主人は佐野先生のパートナーとして、プログラムの事務局をやっている。

小鹿さんは、離婚してお母さんと娘さんの三人で暮らしながら自宅でピアノ教室を開いている。私は知らなかったのだけど、小鹿さんは腰痛になる前はピアノの先生だった。だからあの時、歌の先生の宇多田さんは少し強引に小鹿さんにピアノを弾くようにすすめたんだね。

そうそう、小鹿さんには私の結婚式でピアノを弾いてもらい、娘さんにはベールガールをお願いした。

結婚相手は……私にプログラムを紹介してくれた大学病院の今井先生。

まさか私が、ドクターと結婚することになるなんて。これも腰痛のおかげだと思うと、人生ってなにがどう幸いするかわからない。

彼はいずれ大学病院をやめて自分のクリニックを開くだろう。そしたら私はそこで、患者さんのためのグループプログラムを行いたい。佐野先生のように、ただ病気を治すだけではなく、その先にある幸福を見つけるお手伝いをしたい。そして、患者さんが共に勇気づけあう場をつくりたい。


私たち六人の仲間は、ただ腰痛が治っただけじゃない。

疑問を持つこと。

自分で考えること。

自分で決めること。

広い視野を持つこと。

受け入れること。

勇気を出すこと。

本音に向き合うこと。

感謝すること。

信じること。

仲間と共に喜び合うこと。……

数えきれないくらいたくさんのことを学んだ。そして、それぞれが今できることを少しずつ行動に移し始めている。

「腰痛のせいで……」「腰痛さえなければ……」と、私はさんざん自分の身体を嫌ってきたけれど、今なら心から言える。

ありがとう、私の腰痛、私の身体、そして、先生と先輩と仲間たち。

みんなみんなありがとう。

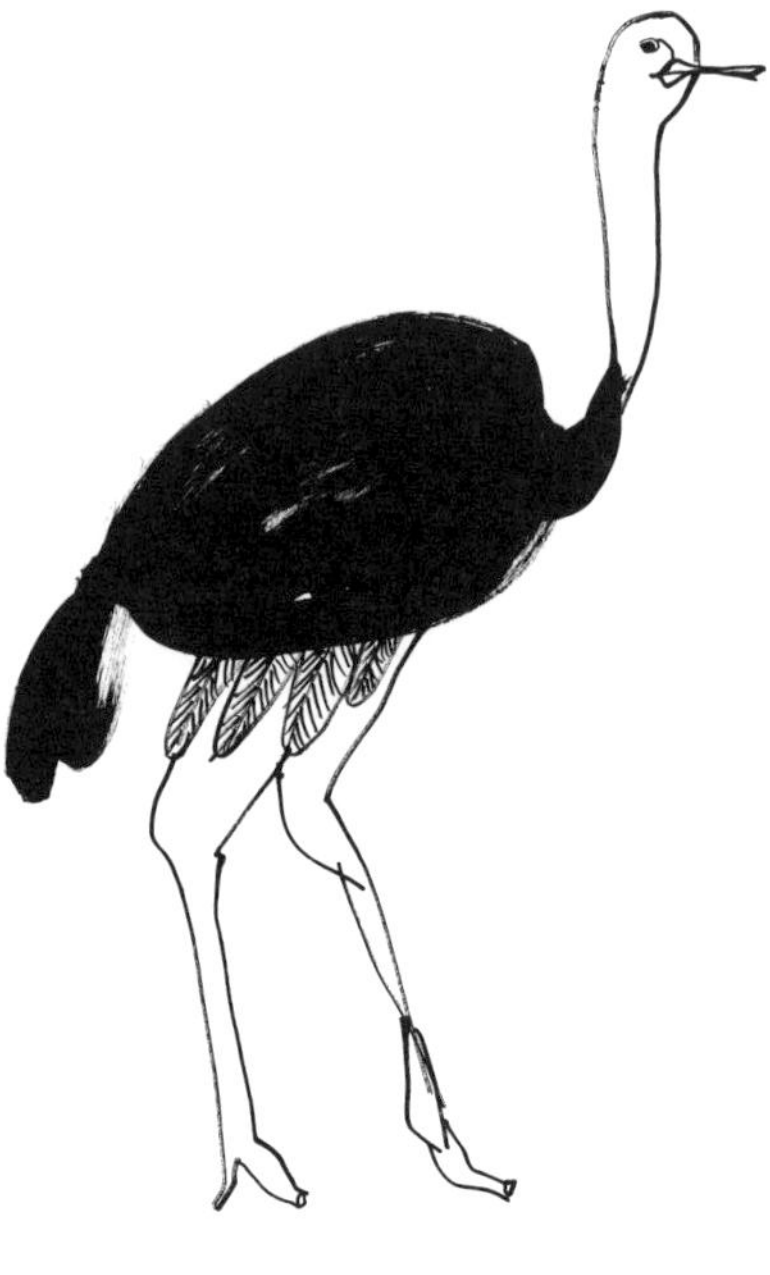

あとがき

私はかつて〝腰痛難民〟のひとりでした。

就職して二年目、軽い気持ちで受診した整形外科の医師から「椎間板ヘルニアによる腰下肢痛」と診断されたのは二十四歳の時でした。以来、三度の入院、手術、そして鍼灸や整体など評判がいいと耳にしたあらゆる代替医療を受けましたが、腰と下肢の痛みはよくなったり悪くなったりを繰り返し、二十代のかけがえのない時間とお金をただ治療のためだけに費やしました。

この本の主人公「私」〈神崎さん〉の腰痛をめぐる物語は、私自身の体験がベースになっています。しかし、〈神崎さん〉と実際の私とでは大きく違う点があります。それは、私は自分の力で立ち上がったことです。

いったんどん底まで落ち込んだ後、私は「腰痛があるままで幸せになる！」と決心したことを今でもはっきりと覚えています。それは、「幸せになりたい」ではなく「絶対になってやる」という強い決意でした。

その後、腰痛の治療を一切やめ、腰痛があるままで仕事を再開した私の腰下肢痛は、気がつくといつの間にか消えていました。

物語のもうひとりの主人公である佐野先生が「一週目」で話す「腰痛を治したければ、腰痛を治そうとしたらアカンのです」という言葉は、本当にその通りなのです。腰痛を「治さなければいけないもの」としてネガティブな感情をもって注意や関心を向け続けると、かえって治りません。腰痛以外のことに、ポジティブな感情を持って関心を向けることが、遠回りにみえて実は改善への近道なのです。

痛みはなくなりましたが、私は「椎間板ヘルニアがあるのだから、またいつあの激痛に襲われるかわからない」という不安をいつも抱えていました。そこで私は再発に対処するため自ら専門家になろうと考え、鍼灸の専門学校に通うことにしました。

その在学中に、運命を変える二冊の本と出会いました。ジョン・E・サーノ著『サーノ博士のヒーリング・バックペイン――腰痛・肩こりの原因と治療』(春秋社)とアンドール・ワイル著『癒す心、治る力――自発的治癒とはなにか』(角川書店)です。

「椎間板ヘルニアは腰痛の原因とはいえない」「思いや考えが病気をつくったり、治したりする」――世界にはそれまで私が思いもしなかった新たな側面があるということがわかった時、これまで私が見てきた風景は一変しました。今まで診てもらった多くの医師や治療者の言葉、本や雑誌やテレビで知った知識が正しいわけではないかもしれない——そう思えた瞬間、それまで自分を取り囲んでいた高い壁がガラガラと音をたてて崩れ、視界が一気に広がっていく感覚がしました。そして、どんな治療を受けてもよくならなかった私の腰痛は、なぜなにもしなくなった途端消えたのか、その疑問がようやく解けた瞬間でもありました。

それから私はワイル博士のような心身相関の専門家になりたいと思い、鍼灸専門学校在学中からホリスティック医学、東洋医学、心理学、各種心理療法、気功や瞑想、そして催眠などを幅広く学び、二〇〇二年四月、当時住んでいた神奈川県で心身相関専門の鍼灸カウンセリング治療院を開業しました。そこでは腰痛をはじめ、さまざまな心身面での不調に悩む多くの患者さんの声に耳を傾け、対話を重ねることで治療を行ってきました。

この本で描いた〈佐野先生〉や〈神崎さん〉の仲間たちの話は、私がこれまで出会った数多くの患者さんたちと積み重ねてきた治療のための対話がベースになっています。

患者さんにはそれぞれ、「なぜ病気になり、なぜ治らないのか」そして「なにを思い、考え、感じているのか」という個々の「物語」があり、この「物語」がよくも悪くも、病気や症状に大きな影響を与えています。患者さんの「物語」を傾聴し、それが治癒を阻害するものであれば、エビデンス（科学的根拠）をもとに、治癒を促進する「物語」に再構築していく。これを対話による医療といいます。

腰痛の改善に欠かせないものは、「エビデンスに基づいた適切な情報」なのですが、それがなぜ必要なのかというと、私たちは「情報」をもとに「信念」をつくり、その「信念」が「物語」をつくっているからなのです。

対話だけで腰痛が改善するなんて信じられないと思われるかもしれませんが、事実、現時点での慢性の痛みに関する世界最先端の治療は、オーストラリアのシドニー大学で行われている認知行動療法プログラムです。腰痛に対する「認知」をあらため、日々の「行動」を変えることのプログラムでは、腰や身体の直接的な治療はしません。変えるのは「腰そのもの」ではなく、腰痛に対する「思考」や「信念」なのです。

腰痛に対する「思考」や「信念」を変えればいい、たしかにそこまではわかっているのですが、長い間自分にとって「真実」だと思い込んでいた「信念」を変えるのはそう簡単なことではありません。そこで私は、腰痛を改善するためのプログラムを「物語」にして、「疑似体験」してもらうことが有効なのではないかと考えたのです。気軽に楽しく小説を読み進めながら、気がついたらなんとなく腰痛が改善していたというのが私の理想です。「楽しい」「幸せ」「わくわく」などのポジティブな感情を持つこと、それ自体が治療につながるのですから。

もしも今の私が過去の自分になにかを伝えるとするなら、

「あなたのその経験が役に立つ時が必ずくるから。今はそう思えないだろうけど、とにかくそのままで大丈夫だから」

と言いたいと思います。

治療者になって十六年が経ちました。患者から治療者になった私だからこそ届けられる言葉があるのだと、私は今ひしひしと感じています。

この本が、かつての私のように腰痛で苦しんでいる方はもちろん、なんらかの身体の不調で悩んでいる方にとっても、生きるための勇気と自信の一助になればこれほどうれしいことはありません。

本書を執筆するうえでたくさんの方々にお世話になりました。

私にとって最大の師である多くの患者さん、私を見出し育ててくださった編集者の藤代勇人さん、治療者としてのあり方と知識を惜しげもなく教えてくださったＴＭＳジャパンの長谷川淳史先生、アドラー心理学をご指導いただいたヒューマンギルド代表の岩井俊憲先生と多くの先輩方、共に学んだ仲間たち、東京起業女子Webスクールの北村トモミさん、大川カイロプラクティックセンターとごし銀座院の安藤崇院長はじめスタッフのみなさん、東京スキンタッチ会の鍼灸師仲間のみなさん、この本を読んでくださった方、ご縁のあるすべての方々に心より感謝いたします。

そして最後に、いつも私の活動を支えあたたかく見守ってくれている家族、夫と息子に特別な感謝の気持ちを送ります。小学五年生の息子はこの本の最初の読者です。あなたのおかげでできるだけ専門用語を使わないことを心がけて執筆することができました。

どうもありがとう！

伊藤かよこ

解説
腰痛が恐くなくなる希望の物語

TMSジャパン代表／『腰痛は〈怒り〉である』著者　長谷川淳史

本書は私の知る限り、腰痛の改善を目的として書かれた世界で初めての小説形式の本である。小説だからといって、侮ってはいけない。

なぜなら、本書の中で詳しく描かれる認知行動療法、すなわち腰痛に対する間違った情報の是正と、無理なく段階的に活動量を増やしていく方法は、現時点で最新の科学的エビデンス（根拠）に裏付けられた慢性腰痛に対する最も効果的な治療法のひとつだからである。

著者も「あとがき」で記しているように、今世界で最も注目されている腰痛治療は、オーストラリアのシドニー大学疼痛管理センターの「ADAPTプログラム」である。十人一組の合宿形式で、認知行動療法に基づくレクチャーとエクササイズが毎日午前九時から八時間、三週間にわたって繰り返し行われる。その効果は絶大で、プログラム終了時にはほとんどの患者が鎮痛剤を手放し社会復帰を果たしている。日本でも腰痛研究のメッカとされる福島県立医科大学で導入されている。

この本は、そんな認知行動療法に基づく腰痛治療が物語を読み進めながら自然と疑似体験できる、意欲的かつ画期的な一冊だ。

この二十五年、世界における腰痛分野の研究は飛躍的進化をとげた。さまざまな医療的・脳科学的実証実験により、従来信じられてきた「生物学的（物理的・構造的）損傷」という機械的な原因論は間違いだったということが解明された。つまり、ごく一部の重大な内臓疾患につながる急性の腰痛を除く大部分の腰痛は、実は腰そのもの（骨や軟骨）を傷めたために痛みが発生するのではなく、それぞれの患者自身が抱えているさまざまな心理社会的因子（不安、悩み、悲しみ、怒り、職業上のストレス、不安、恐怖、家庭問題などの精神的な要因）によって発症・慢性化・再発するということがわかってきたのだ。これが「腰痛概念の劇的な転換」と言われているものである。

そして最近の脳科学の研究によって、慢性の腰痛や坐骨神経痛のほか、原因不明の身体の不調やうつ病などに苦しむ患者は、ストレス反応の中枢をつかさどる「扁桃体」が肥大化することで、鎮痛に関わる「側坐核」と「ＤＬＰＦＣ」（背外側面前頭前野）、さらには記憶に関わる

「海馬」が委縮していることがわかってきた。そのため私は、「扁桃体」を刺激する不安、恐怖、怒り、悲しみなどを感じる情報から距離を置くことを患者さんに勧めているのだが、こうした脳の実質的な変化でさえ、認知行動療法やエクササイズ（運動）、そして瞑想によって回復することが明らかになっている。このような事実からも認知行動療法が腰痛の改善にとっていかに有効かということがご理解いただけるのではないだろうか。

本を読むことで正しい知識・情報を理解し、考え方を変え、心や脳のあり方を変える「読書療法」は、アメリカの内科学会と疼痛学会が発表した最新の「腰痛診療ガイドライン」でも強く推奨されている。事実、「慢性腰痛の患者を対象に読書療法の効果を長期間にわたって追跡した結果、読了後一週間で五十二パーセントの患者が改善しただけでなく、九か月後、十八か月後もさらに改善し続けた」（Udermann BE. et al Spine J, 2004）など、効果を裏付ける数多くの調査結果が報告されている。

私自身が読書療法の効果をはっきりと確信したのは、ニューヨーク大学医学部臨床リハビリテーション医学教授のジョン・E・サーノ医師が書いた『Healing Back Pain』（邦題：サーノ博士のヒーリング・バックペイン）を監訳者として一九九九年に出版した直後だった。本国のアメリカではこの本を読んだだけで五十万人以上の人が腰痛から解放されたと言われていたが、実際に日本で出版されると、読んで痛みが消えたというお便りが数多く寄せられたのだ。

私が本書の著者である伊藤かよこ先生と出会ったのはちょうどその頃、二〇〇〇年のことである。初めてお目にかかった伊藤先生は好奇心旺盛な様子で、私の話をひと言も聞き逃さないとするかのようなきらきらとした目がとても印象的だった。それ以来、同じ志をもつ者として交流を続けているが、今や彼女は、私がこれまで直接会った人物の中で五本指に入る立派な医療人のひとりである。また個人的には、腰痛研究の世界的な権威で知られる福島県立大学理事長兼学長の菊地臣一先生を私に引き合わせてくれた恩人でもある。

伊藤先生の腰痛患者としての体験、そして治療者として数多くの患者さんと向き合ってきた長い経験から書かれたこの物語には、年齢、家庭環境、職業、背景、痛みの内容が異なる六名の腰痛患者が登場する。どうかあなたもその中の患者のひとりになったつもりで、あるいは七人目の患者になったつもりで繰り返しお読みいただきたい。

もはや腰痛の治療には、安静も、コルセットも、薬も、手術も、腰痛体操も効かないことは科学的に実証された事実である。大事なことは、腰痛に関する誤った思い込みを消去し、正しい知識・情報を心底理解し、考え方や行動を変えることである。

本書はそのための最強の教科書であると同時に、腰痛の恐れから解放してくれる希望の物語でもある。

テレビやインターネット、健康雑誌や健康実用書と、私たちの暮らしの中にはいまだに旧石器時代の誤った情報・治療法があふれている。しかし私たちの命には限りがある。すべての治療を試している時間はない。この本を読むことで〝ドクターショッピング〟(よりよい治療を求めて転々と医療機関を渡り歩くこと)に終止符を打たれ、一日でも早く平穏で幸せな人生を取り戻されることを切に願っている。

野田俊作監修『アドラー心理学教科書～現代アドラー心理学の理論と技法』現代アドラー心理学研究会編（ヒューマン・ギルド出版部,1986）
小倉広『アルフレッド・アドラー 人生に革命が起きる100の言葉』（ダイヤモンド社,2014）

【ニセ医学関連書籍】
ベン・ゴールドエイカー『デタラメ健康科学―代替療法・製薬産業・メディアのウソ』梶山あゆみ訳（河出書房新社,2011）
サイモン・シン、エツァート・エルンスト『代替療法のトリック』青木薫訳（新潮社,2010）
ポール・オフィット『代替医療の光と闇―魔法を信じるかい?』ナカイサヤカ訳（地人書館,2015）
NATROM『「ニセ医学」に騙されないために―危険な反医療論や治療法、健康法から身を守る!』（メタモル出版,2014）

【その他の書籍】
野口嘉則『3つの真実 人生を変える“愛と幸せと豊かさの秘密”』（ビジネス社,2008）
村上和雄『アホは神の望み』（サンマーク出版,2008）
頼藤和寛『精神科医とは何者であるか』（PHP研究所,1999）
ジェームズ・アレン『原因と結果の法則』坂本貢一訳（サンマーク出版,2003）
タデウス・ゴラス『なまけ者のさとり方』山川紘矢、山川亜希子訳（PHP研究所,1999）
バイロン・ケイティ、スティーヴン・ミッチェル『ザ・ワーク―人生を変える4つの質問』神田房枝訳、ティム・マクリーン、高岡よし子監訳（ダイヤモンド社,2011）
イハレアカラ・ヒューレン『ハワイに伝わる癒しの秘法 みんなが幸せになるホ・オポノポノ 神聖なる知能が導く、心の平和のための苦悩の手放し方』櫻庭雅文訳（徳間書店,2008）
エスター＆ジェリー・ヒックス『サラとソロモン』加藤三代子訳（ナチュラルスピリット,2005）
森雅之,晴佐久昌英『恵みのとき―病気になったら』（サンマーク出版,2005）

【雑誌・テレビ・ウェブ】
『季刊誌Anet［Vol.16 No.2 2012]』（丸石製薬）：荻野祐一「痛みはどこで感じるか」
『ＮＨＫスペシャル 腰痛・治療革命～見えてきた痛みのメカニズム～』2015年7月
『ＮＨＫスペシャル 病の起源3 腰痛～それは二足歩行の宿命か？～』2008年10月
TMSジャパン http://www.tms-japan.org/
NPO法人いたみ医学研究情報センター http://www.pain-medres.info/
ヘルスリテラシー 健康を決める力 http://www.healthliteracy.jp/

北原雅樹『肩・腰・ひざ…どうやっても治らなかった痛みが消える！ 原因解明から最新トリガーポイント治療法のIMSまで』（河出書房新社,2014）

【腰痛体験記関連書籍】

高野秀行『腰痛探検家』（集英社文庫,2010）
戸澤洋二『腰痛は脳の勘違いだった―痛みのループからの脱出』（風雲舎,2007）
夏樹静子『腰痛放浪記 椅子がこわい』（新潮文庫,2003）

【認知行動療法関連書籍】

ジョン・D・オーティス『慢性疼痛の治療：治療者向けガイド―認知行動療法によるアプローチ』伊豫雅臣・清水栄司監訳（星和書店,2011）
ジョン・D・オーティス『慢性疼痛の治療：患者さん用ワークブック―認知行動療法によるアプローチ』伊豫雅臣、清水栄司監訳（星和書店,2011）
伊豫雅臣、齋藤繁、清水栄司編『慢性疼痛の認知行動療法“消えない痛み”へのアプローチ』（日本医事新報社,2016）
デニス・グリーンバーガー、クリスティーン・A・バデスキー『うつと不安の認知療法練習帳』大野裕監訳、矢部敬一訳（創元社,2001）
ケリー・マクゴニガル『スタンフォードのストレスを力に変える教科書』神崎朗子訳（大和書房,2015）

【プラシーボ・意識・認知関連書籍】

ハワード・ブローディ『プラシーボの治癒力―心がつくる体内万能薬』　伊藤はるみ訳（日本教文社,2004）
広瀬弘忠『心の潜在力 プラシーボ効果』（朝日新聞出版,2001）
クリストファー チャブリス, ダニエル シモンズ『錯覚の科学』木村博江訳（文春文庫,2014）
トール・ノーレットランダーシュ『ユーザーイリュージョン―意識という幻想』柴田裕之訳（紀伊國屋書店,2002）
エイミー カディ『〈パワーポーズ〉が最高の自分を創る』石垣賀子訳（早川書房,2016）
リック・ハンソン『幸せになれる脳をつくる―「ポジティブ」を取り込む4ステップの習慣』浅田仁子訳（実務教育出版,2015）

【アドラー心理学関連書籍】

野田俊作『アドラー心理学トーキングセミナー―性格はいつでも変えられる』（アニマ2001,1999）
アルフレッド・アドラー『人はなぜ神経症になるのか』岸見一郎訳（春秋社,2001）
アルフレッド・アドラー『個人心理学講義』岸見一郎訳（アルテ,2012）
岩井俊憲『勇気づけの心理学　増補・改訂版』（金子書房,2011）
岩井俊憲『アドラー心理学が教える新しい自分の創めかた』（学研パブリッシング,2015）

岸見一郎、古賀史健『嫌われる勇気』(ダイヤモンド社,2013)
岸見一郎、古賀史健『幸せになる勇気』（ダイヤモンド社,2016）

【参考文献】※順不同

【腰痛関連書籍】
NHKスペシャル取材班『脳で治す腰痛DVDブック』（主婦と生活社,2016）
J・E・サーノ『サーノ博士のヒーリング・バックペイン―腰痛・肩こりの原因と治療』長谷川淳史監訳、浅田仁子訳（春秋社,1999）
長谷川淳史『腰痛ガイドブック―根拠に基づく治療戦略（CD付）』（春秋社,2009）
ニュージーランド事故補償公団編『急性腰痛と危険因子ガイド』長谷川淳史訳（春秋社,2010）
長谷川淳史『腰痛は〈怒り〉である』（春秋社,2000）
長谷川淳史『「腰痛」は終わる！』（WAVE出版,2004）
菊地臣一『腰痛』（医学書院,2003）
菊地臣一『腰痛のナゼとナゾ―“治らない”を考える』（メディカルトリビューン,2011）
菊地臣一『腰痛をめぐる常識の嘘』（金原出版,1994）
菊地臣一『続・腰痛をめぐる常識のウソ』（金原出版,1998）
松平浩、笠原諭『腰痛は脳で治す！』（宝島社, 2016）
加茂淳『トリガーポイント療法でツライ痛みが解消する―その腰・肩・ひざの痛み治療はまちがっている！』（廣済堂出版,2015）
紺野愼一『あなたの腰痛が治りにくい本当の理由－科学的根拠に基づく最前線の治療と予防』（すばる舎,2012）
山本浩一朗『腰痛は心の叫びである』（サンマーク出版,2014）

【心と身体・治癒力関連書籍】
ジョー・マーチャント『「病は気から」を科学する』（講談社,2016）
アンドルー・ワイル『癒す心、治る力―自発的治癒とはなにか』上野圭一訳（角川書店,1998）
アンドルー・ワイル『人はなぜ治るのか』上野圭一訳（日本教文社,1993）
黒丸尊治『心の治癒力をうまく引きだす―病気が回復する力とは何か。「まあ、いいか」療法はなぜ効くのか』（築地書館,2004）
長田夏哉『体に語りかけると病気は治る』（サンマーク出版,2014）
吉野槇一『脳内リセット!笑って泣いて健康術』（平凡社,2007）
バーニー・シーゲル『奇跡的治癒とはなにか―外科医が学んだ生還者たちの難病克服の秘訣』石井清子訳（日本教文社,1988）

【痛み関連書籍】
小山なつ『痛みと鎮痛の基礎知識［上］基礎編～脳は身体の警告信号をどう発信するのか』（技術評論社,2010）
小山なつ『痛みと鎮痛の基礎知識［下］臨床編～さまざまな痛みと治療法』（技術評論社,2010）
伊藤和憲『図解入門よくわかる痛み・鎮痛の基本としくみ』（秀和システム,2011）
平木英人『慢性疼痛―「こじれた痛み」の不思議』（筑摩書房,2012）

【著者】

伊藤かよこ（いとう・かよこ）

1967年生まれ。大阪府出身。東京都在住。鍼灸師。

慶応義塾大学文学部通信教育課程卒業後、リクルートフロムエーに入社。会社員時代に「椎間板ヘルニアによる腰下肢痛」との診断を受け入退院を繰り返す。

2000年はり師・きゅう師免許取得後、神奈川県で鍼灸カウンセリング治療院を開業。心理学や心理療法を取り入れ、患者さんと多くの対話を重ねる。その後東京へ転居してからは、自宅内治療室での鍼灸施術とカウンセリングのほか、こころとからだに関する講座や教室なども行っている。

TMSジャパン会員。日本アドラー心理学会会員。

東京スキンタッチ会会員。
◎著者公式ホームページ　http://www.itokayoko.com/

人生を変える幸せの腰痛学校

2016年11月19日　第1刷発行
2017年 3 月13日　第2刷発行

著　者　伊藤かよこ

発行者　長坂嘉昭
発行所　株式会社プレジデント社
〒102-8641 東京都千代田区平河町2-16-1
平河町森タワー13階
電話　編集（03）3237-3732　販売（03）3237-3731
http://www.president.co.jp/

装画・挿画　かとうゆめこ
装　幀　長坂勇司（nagasaka design）
特別協力　長谷川淳史
編集協力　樫村政則
企画・編集・構成　藤代勇人（紙ヒコーキ舎）
販　売　桂木栄一　高橋 徹　川井田美景　森田 巌
遠藤真知子　塩島廣貴　末吉秀樹
制　作　関 結香
印刷・製本　凸版印刷株式会社

ISBN978-4-8334-2199-7
Printed in Japan

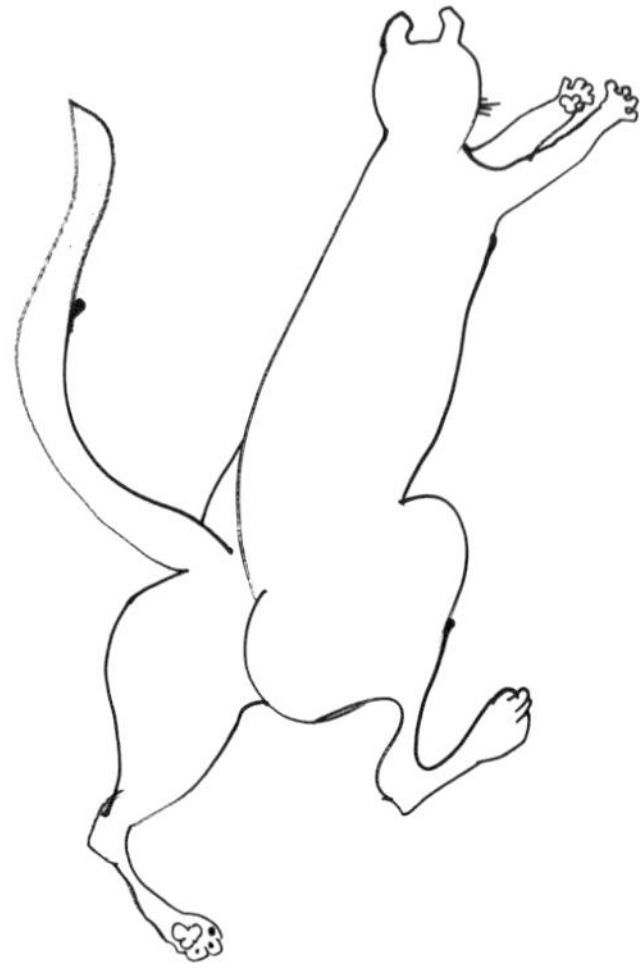